MÉMOIRE

SUR LE

PRINCIPE FONDAMENTAL DE LA THÉRAPEUTIQUE.

MONTAUBAN,
Imprimerie FORESTIÉ Neveu, rue du Vieux-Palais, 23.

MÉMOIRE

SUR

LE PRINCIPE FONDAMENTAL DE LA THÉRAPEUTIQUE

DÉDUIT

DE L'OBSERVATION ET DE L'EXPÉRIENCE,

PAR

P.-A.-B. CRÉBESSAC-VERNET,

Docteur en médecine de la Faculté de Paris et Docteur ès-sciences.

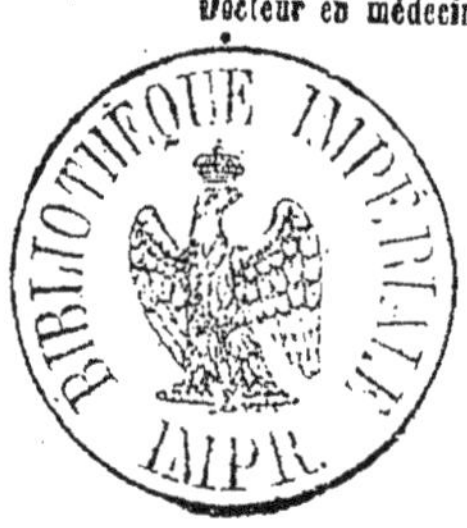

Je pense donc qu'il ne convient point, dans cet art, d'avoir recours à de vaines hypothèses. (*OEuvres d'Hippocrate.* — De l'ancienne médecine, § 2.)

PARIS,

GERMER BAILLIÈRE, LIBRAIRE-ÉDITEUR,

17, RUE DE L'ÉCOLE-DE-MÉDECINE.

1859.

Tout le monde a recours à la médecine. Néanmoins quelques personnes y croient à peine, et beaucoup la calomnient.

Mieux connue, elle inspirerait la confiance, et braverait les fausses accusations.

Je vais exposer des idées auxquelles j'ai bien longtemps réfléchi. Le moment actuel m'a semblé favorable pour les mettre en ordre et les publier.

Puissent-elles faire considérer la médecine comme plus précise, plus puissante et plus utile qu'on ne le croit généralement !

Dr CRÉBESSAC-VERNET.

Montauban, avril 1859.

MÉMOIRE

SUR

LE PRINCIPE FONDAMENTAL DE LA THÉRAPEUTIQUE

DÉDUIT

DE L'OBSERVATION ET DE L'EXPÉRIENCE.

INTRODUCTION.

Causes de l'infériorité apparente de la Médecine, comparée aux autres sciences d'observation et d'expérience, et réponses à quelques objections dirigées contre elle.

Toute science parfaitement constituée repose sur un fait fondamental, d'où dérivent tous les faits secondaires. Pour qu'une science soit établie sur une base solide, il faut que l'existence du fait capital qui domine tous les autres soit rigoureusement démontrée. Il faut de plus, pour en déduire les faits secondaires, en montrer l'enchaînement ou les expliquer, employer une logique sévère. On ne peut alors manquer d'arriver à des résultats certains.

L'astronomie, par exemple, explique avec facilité les mouvements des corps célestes, en partant de ce fait, que toutes les parties matérielles de ces corps s'attirent mutuellement, proportionnellement à leurs masses, et en raison inverse du carré des distances qui les séparent. Elle rend même raison des perturbations planétaires; de telle sorte que les phénomènes en apparence anormaux, qui semblaient devoir renverser le principe fondamental de l'astronomie, en deviennent, au contraire, la plus éclatante confirmation.

La physique considère spécialement les propriétés générales des corps, et les phénomènes qui n'entraînant pas de changements permanents dans leur composition intime, paraissent dépendre de plusieurs agents universels (1). Elle part de faits attestés par l'observation et l'expérience. Pour les expliquer elle admet, comme l'astronomie, l'existence de l'attraction universelle, dont la pesanteur n'est qu'un cas particulier, et celle de trois fluides impondérables. Avec ces éléments, elle a établi quatre théories partielles qui sont celles des corps pondérables, de la chaleur, de l'électricité et de la lumière; et l'on a lieu de présumer que des progrès ultérieurs permettront de remplacer les trois dernières par une seule. Telle qu'elle est, cependant, la physique rend raison, d'une manière satisfaisante, d'un très-grand nombre de phénomènes et jouit de beaucoup de crédit.

La chimie explique tout ce qui a rapport à l'analyse et à la recomposition des corps, en admettant qu'ils ont les

(1) *Cours de physique de l'Ecole polytechnique*, par G. Lamé, t. 1, p. 2.

uns pour les autres une affinité plus ou moins grande, qui se manifeste quand on les met en contact; et quoique d'une origine récente comme science, elle a conquis un rang élevé parmi les connaissances humaines.

La médecine, moins heureuse que la physique et la chimie qui lui servent d'auxiliaires, n'a pas le privilége de se concilier, généralement, comme elles, la confiance et la considération. Pour bien des esprits, c'est une science conjecturale, ou plutôt ce n'est pas une science; c'est seulement un assemblable confus de faits, qui ne sont unis par aucun lien commun, et qui ne peuvent être enchaînés les uns aux autres, si toutefois ils peuvent l'être, que dans un avenir éloigné.

Cette infériorité apparente de la médecine dépend bien moins de sa nature que d'accusations qu'il est possible de repousser. Montaigne, dans son style pittoresque, les a développées avec un soin et une complaisance extrêmes; et elles sont, de nos jours, répétées en d'autres termes, par les détracteurs de la médecine. Je vais rapporter et combattre les principales; mais je le ferai très-brièvement, afin de ne pas m'écarter de mon but, qui est de détruire la plus sérieuse de toutes, en constatant, à l'aide de données fournies par l'observation et l'expérience, l'existence d'un fait général, et en déduisant de ce fait un principe que je considère comme fondamental pour la thérapeutique.

La médecine, dit-on, est souvent réduite à conjecturer, à deviner, parce qu'elle ne possède pas d'instrument qui lui découvre le cerveau, le poumon, le foie, lorsqu'ils sont malades. Cette assertion avait de la valeur avant les immenses progrès de l'anatomie pathologique, et l'invention des divers moyens d'exploration auxquels chaque médecin peut avoir recours. Mais il est constant que, grâce à la comparaison des symptômes observés pendant la vie, avec les lésions constatées après la mort, le corps humain est devenu, dans bien des cas, comme transparent pour l'œil du médecin; et que le diagnostic est parvenu à un très-haut degré de précision, à la faveur des moyens d'investigation connus aujourd'hui.

Une autre objection est tirée de ce que la médecine emploie des médicaments composés, dont on ne peut pas raisonnablement attendre les effets que l'on se promet d'en recueillir, et dont les éléments doivent réagir les uns sur les autres, et se modifier réciproquement. « Les promesses mesmes de la médecine sont incroyables, dit Montaigne : car, ayant à prouveoir à divers accidents et contraires qui nous pressent souvent ensemble, et qui ont une relation quasi necessaire, comme la chaleur du foye et froideur de l'estomach, ils nous vont persuadant que, de leurs ingredients, cettuy-ci eschauffera l'estomach, cet aultre refreschira le foye; l'un a sa charge d'aller droict aux reins, voire iusques à la vessie, sans estaler ailleurs ses operations, et conservant ses forces et et sa vertu; en ce long chemin et plein de destourbiers, iusques au lieu au service duquel il est destiné, par sa proprieté occulte; l'aultre asseichera le cerveau; celui-là humectera le poulmon. De tout cet amas, ayant faict une mixtion de bruvage, n'est-ce pas quelque espece de resverie d'esperer que ces vertus s'aillent divisant et triant de cette confusion et meslange, pour courir à charges si diverses? Ie craindrois infiniement qu'elles perdissent ou eschangeassent leurs etiquettes et troublassent leurs quartiers. Et qui pourroit imaginer qu'en cette confusion liquide, ces facultez ne se corrompent, confondent et alterent l'une l'aultre (1)? »

L'incrédulité de Montaigne semble d'abord avoir pour objet l'action spéciale, et en quelque sorte élective, que divers médicaments exercent sur certains organes; mais cette action est manifeste. Personne ne peut révoquer en doute l'influence de la digitale sur les mouvements du cœur; du nitrate de potasse, de la scille, sur la sécrétion de l'urine; de la belladone sur la dilatation de la pupille; de l'iode sur la nutrition de certaines glandes; de la strychnine sur la contractilité musculaire, etc. L'objection formulée ci-dessus n'atteint, en réalité, que la polypharmacie qui n'est plus guère en honneur. On préfère, en

(1) *Essais de Montaigne*, édit. Lefèvre. Paris, 1834, p. 451.

effet, avec raison, administrer séparément plusieurs médicaments simples, que d'en prescrire de composés, si l'on a diverses indications à remplir simultanément. Il suffit, du reste, pour se mettre à l'abri des mécomptes, dans le cas même où l'on veut faire usage de médicaments composés, de ne pas en improviser la formule; de prendre pour guides, en la rédigeant, les connaissances chimiques, et surtout l'expérience clinique, afin d'être sûr que le résultat du mélange des substances employées ne peut pas nuire, et doit produire l'effet que l'on en attend. Il ne faut pas d'ailleurs oublier que des médicaments très-complexes, le laudanum, la thériaque, par exemple, ont une action multiple, salutaire et constante.

Les médicaments, ajoute-t-on, peuvent aggraver les maladies, au lieu de soulager les malades. « Ie suis au rebours des aultres, dit Montaigne : car ie la meprise bien touiours (la médecine) : mais quand ie suis malade, au lieu d'entrer en composition, ie commence encores à la haïr et à la craindre; et responds à ceulx qui me pressent de prendre medecine, qu'ils attendent au moins que je sois rendu à mes forces et à ma santé, pour avoir plus de moyen de soustenir l'effort et le hasard de leur bruvage. Ie laisse faire nature et presuppose qu'elle se soit pourveue de dents et de griffes, pour se deffendre des assaults qui lui viennent, et pour maintenir cette contexture de quoy elle fuit la dissolution. Ie crains, au lieu de l'aller secourir, ainsi comme elle est aux prinses bien estroictes et bien ioinctes avecques la maladie, qu'on secoure son adversaire au lieu d'elle, et qu'on la recharge de nouveaux affaires (1) »

Il est certain que de mauvaises méthodes de traitement peuvent faire empirer les maladies; mais tout médecin instruit et prudent, a la certitude et les moyens de ne pas nuire aux malades en leur administrant des médicaments, au lieu de leur être utile, et nous verrons plus loin comment il peut éviter l'écueil redouté par Montaigne.

Les médecins de l'antiquité ont été souvent en désaccord relativement à l'étiologie, et leurs dissentiments, sur ce point, ont fait considérer la médecine comme la plus incertaine des sciences, quoiqu'elle fût la plus importante. Le défaut d'harmonie entre les médecins, sur les causes des maladies, n'était pas propre, sans doute, à leur concilier la confiance publique. Toutefois, le discrédit qui en résultait, aurait dû n'atteindre que les médecins qui ne savaient pas s'acccorder, et respecter la médecine, sujet de leurs dissentions, car il est injuste et déraisonnable de rendre une science responsable des erreurs de ceux qui la cultivent.

Depuis les temps fabuleux jusqu'à nos jours, la médecine a été représentée par un grand nombre de systèmes,

(1) Montaigne, ouvrage cité, p. 57.

dont chacun a eu pour point de départ une idée nouvelle ou un fait nouveau. Ces systèmes ont pris leur source, dans le besoin qu'éprouve l'esprit humain de se rendre raison des faits qu'il étudie, et leur fausseté s'explique, soit parce que, le plus souvent, les idées fondamentales sur lesquelles ils reposaient provenaient de connaissances étrangères auxquelles la médecine faisait des emprunts, soit parce que l'on a érigé en faits généraux des faits particuliers. Mais à la vue de tant de systèmes entachés d'erreur et de fausseté, on n'est pas en droit de considérer, ainsi qu'on l'a fait, la médecine comme vaine et mensongère. Elle est distincte de ces malheureux produits de l'imagination, et n'eut qu'à souffrir de leur existence et de leur multiplicité. Il est des idées médicales qui ont traversé plus de vingt siècles, et que l'on admet encore, de nos jours, comme l'expression de la vérité. D'ailleurs, toutes les croyances de l'antiquité relatives à l'art de guérir fussent-elles erronées, la médecine fût-elle née d'hier, ce ne serait pas un motif suffisant pour en nier aujourd'hui la réalité ou l'importance. Il faudrait seulement examiner, sans prévention, ce qu'elle est. La chimie existe depuis peu comme science ; elle est cependant justement honorée, et personne ne songe à lui reprocher de descendre de l'alchimie, qui s'occupait de la recherche de la pierre philosophale ou de la transmutation des métaux.

La médecine, a-t-on dit encore, ne possède point de principes fixes. Cette objection est la plus grave, est même la seule grave. Les précédentes, en effet, sont dirigées contre les difficultés du diagnostic, la polypharmacie, la possibilité pour le médecin de nuire aux malades, les dissentiments relatifs à l'étiologie et le nombre des systèmes imaginés, c'est-à-dire qu'elles passent à côté de la médecine sans l'atteindre. Celle-ci s'attaque à la médecine elle-même, et ne tend à rien moins qu'à lui enlever la confiance dont elle est digne. Cette objection est d'ailleurs spécieuse, puisqu'on peut prétendre qu'elle est basée sur l'opinion d'Hippocrate lui-même. « Il est impossible d'apprendre la médecine vite, a dit ce grand homme, parce qu'il n'est pas possible d'en donner des préceptes invariables (1). » On ne peut pas, il est vrai, et tout le monde en convient, tracer d'avance la conduite que le médecin devra tenir dans chaque cas particulier qui se présentera dans la pratique, car les indications à remplir changent quelquefois à de très-courts intervalles. « La médecine, dit Hippocrate, doit, dans un temps, faire une chose, le moment d'après faire le contraire; elle a souvent à concilier des choses opposées (2). »

Mais la médecine envisagée au point de vue théorique,

(1) *Œuvres d'Hippocrate,* trad. en français, par Gardeil et de Coray. t. I, p. 172.

(2) Hippocrate, ouvrage cité, t. I, p. 173.

spéculatif, ou, si l'on veut, considérée comme science, n'était pas dépourvue, dans l'antiquité, de principe fondamental. Elle admettait, pour point de départ, l'existence d'une force désignée par Hippocrate sous le nom de nature. En reconnaissant l'existence de cette force et celle de causes morbifiques, capables d'en troubler l'action régulière, on pouvait expliquer tous les phénomènes observés dans l'organisme humain, abandonné à lui-même, soit dans l'état de santé, soit dans l'état de maladie.

Si de la médecine théorique nous passons à la médecine pratique ou considérée comme un art, trouvons-nous qu'elle ait jamais été appuyée sur un principe généralement accepté, et propre à guider le médecin dans l'application de la science ? En plusieurs endroits de ses écrits, Hippocrate enseigne que *les contraires se guérissent par les contraires ;* et le principe des contraires a longtemps régné sans partage en médecine à partir de Galien. Néanmoins, tout en l'admettant comme devant être le plus souvent suivi dans la pratique, Hippocrate ne pense pas qu'il faille toujours s'y conformer. Voici, sur ce sujet, un passage très-important et très-remarquable du traité d'Hippocrate intitulé : *Des lieux dans l'Homme.*

« Tout changement contre nature est suivi de douleurs : et les douleurs se dissipent par leurs contraires, indépendamment de ce qu'il y a de particulier à chaque maladie. Par exemple, les personnes d'une constitution chaude, que le froid rend malades, sont soulagées par le chaud. Il en est ainsi de tout le reste.

« Il est une autre manière dont se forment les maladies. Elles viennent quelquefois par les semblables ; et les mêmes choses qui ont causé le mal le guérissent. On voit guérir la difficulté d'uriner par la même chose qui l'a causée. La toux est aussi, comme la dysurie, causée et guérie par les mêmes choses. Il y a encore une autre manière. La fièvre d'inflammation est excitée par l'inflammation, et elle se guérit tantôt par l'inflammation même, tantôt par les contraires. Quelquefois le lavage d'eau chaude prise abondamment en boisson, rétablit la santé; et quelquefois la fièvre se dissipe en usant de ce qui pourrait donner une inflammation. Quand on prend un purgatif ou un émétique, l'effet peut en être arrêté par des irritants et augmenté par des calmants. En faisant boire beaucoup d'eau à quelqu'un qui vomit, on lui fait souvent rendre avec l'eau, par le vomissement, ce qui le causait. On guérit alors le vomissement en faisant vomir. Dans un autre cas, on le guérit en le calmant, et faisant passer par bas ce qui excitait à vomir. On recouvre ainsi la santé pour le même cas de deux manières contraires.

« S'il en était de même pour tout le reste, on aurait du moins cette règle, qu'il faut toujours soigner, ou par les contraires ou par les semblables, quel que soit le mal, et d'où qu'il vienne.

« Mais il n'en est pas ainsi. La cause en est la faiblesse du corps, qui met à ceci une infinité de différences (1). »

D'après Hippocrate, on doit donc employer pour guérir, tantôt les contraires, tantôt les semblables; et quelquefois on peut mettre en usage, indifféremment, des semblables ou des contraires.

En consultant l'expérience, on reconnaît que cette assertion du plus grand maître de l'antiquité dans l'art de guérir, est conforme à la vérité. Néanmoins, cet illustre devancier en déduit-il une règle générale de thérapeutique? Il le déclare impossible à cause de la faiblesse du corps humain. Ce défaut de règle générale unique, et l'existence de plusieurs préceptes particuliers en apparence inconciliables, font que la médecine pratique semble présenter une incertitude, un vague, des contradictions, qui sont, pour les personnes étrangères à son étude, un motif de défiance, et, pour les médecins, une cause de dissentions aussi funestes à l'humanité que regrettables pour l'honneur de l'art de guérir.

Ainsi, c'est précisément quand le médecin doit combattre les causes morbifiques, ou remédier aux ravages faits par elles dans l'économie, qu'il est privé de l'appui d'un principe fixe et invariable. Il ne peut donc qu'hésiter dès qu'il s'agit d'employer les médicaments, faute d'une règle

(1) Hippocrate. — Ouvrage cité, t. I, p. 173 et 174.

générale qui le dirige dans le maniement de ces armes puissantes mais dangereuses.

Frappé de l'inconvénient de cette absence de principe fondamental dans la médecine pratique, et pour le malade, et pour le médecin, je me suis demandé si ce défaut est inhérent à la médecine, ou s'il est possible de le faire disparaître dans l'état actuel de nos connaissances.

Après avoir long-temps réfléchi sur cette question que je me suis posée depuis plusieurs années, je me suis convaincu que la thérapeutique repose sur un fait général, d'où découle naturellement un principe, une règle, applicable à tous les cas que l'on peut rencontrer dans la pratique médicale.

Je vais développer comment je suis parvenu à ce résultat; mais avant d'aborder le fond du sujet, je suis obligé de m'occuper de quelques questions qui doivent être préalablement résolues.

CHAPITRE Ier

Des phénomènes généraux qui caractérisent la maladie.

Pour atteindre l'objet de nos recherches, nous avons besoin de déterminer sur quoi agissent dans l'homme vivant, d'une manière incontestable et manifeste, les causes morbifiques et les substances médicamenteuses.

Reconnaissons d'abord que, puisque la thérapeutique exerce son influence, à l'aide des médicaments, sur l'homme *vivant,* il est indispensable de nous faire une idée aussi nette que possible de ce qu'est la *vie*.

Et pour être à même de comprendre ce qu'est la vie, nous devons nous procurer sur la nature de l'homme des notions aussi exactes que le comporte un pareil sujet.

Selon les uns, l'homme n'est qu'une substance matérielle qui forme les organes dont elle a besoin, et la vie est le résultat de cette organisation.

Selon d'autres, il est composé d'un corps matériel et d'une âme pensante immatérielle qui n'influe en rien sur les fonctions organiques, lesquelles ont lieu sous l'empire des lois physiques et chimiques.

Selon d'autres encore, l'homme est constitué par un agrégat matériel, uni à une âme qui, tout à la fois, préside à l'accomplissement des fonctions organiques et jouit de la prérogative de penser.

Selon d'autres, enfin, l'homme se compose d'un agrégat matériel, d'un principe vital ou d'une force vitale qui anime temporairement cet agrégat, et d'une âme raisonnable et responsable.

Ce n'est pas ici le lieu de discuter ces diversses opinions, afin de démontrer la fausseté des trois premières. Il suffira, pour les réfuter, d'établir par quelques considérations peu étendues la vérité de la dernière.

Tous les êtres vivants ont la faculté de se nourrir. Pour l'exercer, ils s'approprient une partie des substances qui les environnent, et perdent sans cesse des portions de la matière qui entre dans leur composition. Il est facile et il me suffit de prouver que cela a lieu pour les animaux supérieurs et par conséquent pour l'homme.

Belchier, chirurgien anglais, favorisé par un heureux hasard, découvrit la propriété remarquable que possède la garance de teindre en rouge les os des animaux à la nourriture desquels on la mêle. Il comprit que cette propriété pourrait servir à rendre visibles les effets de la nutrition que je viens de signaler, et entreprit des expériences dans le but de les constater (1).

(1) *Éléments de Zoologie*, par M. H. Milne-Edwards, 2e édit., pag. 4.

Ces expériences, répétées et variées par un grand nombre de physiologistes et en particulier par le célèbre secrétaire perpétuel de l'Académie des sciences, M. le professeur Flourens, ont conduit à des résultats positifs.

Quand on donne à des animaux une nourriture mêlée de garance, on trouve, au bout d'un certain temps, que leurs os sont teints en rouge, par suite du dépôt de la matière colorante dans leur tissu. Si, lorsqu'on a soumis un animal au régime de la garance, on en suspend l'usage pendant un temps déterminé, on reconnaît que ses os possèdent leur blancheur ordinaire, et que la matière rouge qui a dû se déposer précédemment dans leur substance a été éliminée. Il s'opère donc pendant le travail nutritif un mouvement continuel de composition et de décomposition. Mais tout mouvement est l'effet d'une *force*. Il y a par conséquent dans les animaux supérieurs, et l'analogie conduit à admettre qu'il en est de même pour l'homme, de la matière dont l'existence nous est attestée par les sens, et une force qui se révèle par des mouvements.

Cette force est unie à la matière organisée, mais n'en est pas inséparable comme l'étendue et l'impénétrabilité, dès que l'on voit cesser, à la mort, tout mouvement nutritif.

Cette force, que l'on a désignée sous le nom de *principe vital*, de *force vitale*, est d'ailleurs évidemment distincte de la matière organisée, puisque, dans les corps vivants, la matière se renouvelle sans cesse, tandis que la force qui la gouverne est permanente (1).

Elle diffère pareillement des forces physiques et chimiques. Cela devient manifeste, si l'on remarque que pendant la vie, sauf les changements amenés par les progrès de l'âge, les corps de l'homme et des animaux conservent leur forme (2) et leur composition élémentaire, malgré le renouvellement continuel de la matière pendant le travail nutritif; au lieu qu'après la mort, obéissant uniquement aux lois de la physique et de la chimie, ils perdent leur forme et se décomposent en leurs éléments. « Cependant aujourd'hui encore la chimie et la physique, disent MM. Brachet et Fouilhoux, fières de leurs recherches sur l'électricité et ses différentes modifications, ont la prétention d'identifier le principe vital avec l'électricité elle-même, à cause sans doute des effets qu'elle produit dans l'économie. Mais ces effets ne prouvent rien; ils ne sont que le résultat d'une vive excitation. Vainement vous accumulerez toute l'électricité dans un corps mourant, vous n'empêcherez pas la mort de le frapper. Son principe vital l'abandonne, et cependant il est sursaturé d'électricité. Si vous n'avez pas pu conserver la vie, vous pourrez bien moins la rappeler quand elle aura

(1) *De la Vie et de l'Intelligence*, par P. Flourens, 1re partie, pag. 24.

(2) P. Flourens, ouvrage cité, 1re part., p. 19.

cessé, quelle que soit la précipitation que vous mettrez à faire vos décharges électriques après la mort (1).

La force vitale est-elle aussi distincte de l'âme?

La réponse ne peut être qu'affirmative, puisque l'âme humaine a le privilège de penser, de *connaître et de se connaître,* et que la force vitale est, comme je le démontrerai, aveugle, sans volonté, ni conscience.

Cette force que l'on voit sans cesse agissante dans les êtres vivants, est-elle, ainsi qu'on l'a prétendu, le résultat de l'organisation? Non, sans doute. Étant la cause des mouvements au moyen desquels les organes se forment et s'entretiennent, elle crée l'organisation au lieu d'en provenir.

Cette force est-elle une ou multiple? Pour résoudre cette question, je ne puis mieux faire que de rapporter un passage de l'ouvrage déjà cité de M. le professeur Flourens.

« Au-dessus de la *sensibilité*, de la *mobilité,* comme parle Bordeu, de l'*irritabilité* comme parle Haller, de toutes les facultés particulières et déterminées en un mot, il y a une *force*, un *principe* général et commun, que toutes les facultés particulières supposent et impliquent, et qui, successivement, peut être isolé, détaché de chacune sans cesser d'être.

« On peut abolir successivement la *sensibilité* ou la *mo-*

(1) *Traité de Physiologie,* par MM. Brachet et Fouilhoux, p. 11.

bilité d'une partie, sans que la vie cesse dans cette partie même, du moins immédiatement. La *sensibilité*, la *mobilité* ne sont donc pas la *vie;* mais voici l'extrême difficulté, c'est que l'*agent*, la *force*, le *principe* incompréhensible, qui est la *vie*, ne nous apparaît jamais par lui-même, c'est qu'il ne nous est manifeste que par ses propriétés, l'*irritabilité*, la *sensibilité*, etc., de chacune desquelles il peut cependant être successivement détaché; il n'est donc ni l'une ni l'autre, prise séparément; il n'est pas plutôt celle-ci que celle-là; qu'est-il donc?

« Nous l'ignorons absolument; mais quel qu'il puisse être, il est essentiellement *un* : il y a une force générale et une dont toutes les forces particulières ne sont que des *expressions* diverses, des *modes;* et c'est ce que Barthès a admirablement vu:

« La bonne manière de philosopher dans la science de « l'homme exige, dit-il, qu'on rapporte à un seul principe « de la vie, dans le corps humain, les forces vivantes qui « résident dans chaque organe, et qui en produisent les « fonctions, tant générales de sensibilité, de nutrition, « etc., que particulières, de digestion, etc. (1). »

Il est donc prouvé, et cela suffit pour nous donner une idée de la vie au point de vue thérapeutique, qu'il y a dans l'homme vivant des parties solides et liquides qui

(1) P. Flourens, ouvrage cité, 2me part., p. 96 et suiv.

constituent l'organisme (1); et une force temporairement adjointe à la matière organisée dont elle est distincte. Ainsi, l'on peut, avec M. Béhier, considérer la vie comme la combinaison d'une force particulière et d'un corps spécialement organisé pour la manifester (2).

Cela posé, la maladie peut dépendre d'une modification, soit de la force qui gouverne, soit de l'instrument qui obéit. En réalité, ce changement survenu dans l'économie se manifeste constamment et uniquement par une modification sensible de la matière qui entre dans la composition du corps, ou des fonctions qu'exécutent les organes. Aussi, les définitions les plus satisfaisantes, les plus exactes, les moins attaquables de la maladie embrassent ces deux ordres de faits.

Quelle que soit, du reste, la définition que l'on adopte, on reconnaît à la maladie des caractères distinctifs que toutes impliquent. Au dire de quelques médecins, la maladie peut être définie : une altération survenue dans la structure du corps (3). D'après Sydenham : « la maladie n'est autre chose qu'un effort de la nature qui, pour conserver le malade, travaille de toutes ses forces à détruire la matière morbifique. » Pour le professeur Chomel, la maladie consiste en un désordre notable survenu dans la

(1) *Eléments de pathol. médic.*, par A. L. J. Bayle, t. I, p. 16.

(2) *Supplément au Dictionn. des Diction. de Médecine*, t. II, p. 410.

(3) *Eléments. de Pathol. génér.*, par A. F. Chomel, 3me édit., p. 14.

disposition matérielle des parties constituantes du corps vivant, soit dans l'exercice des fonctions (1). Selon M. Béhier, la maladie n'est autre chose que toute modification, soit anatomique, soit physiologique, soit chimique, survenue dans l'économie accidentellement et en dehors de toute action organique régulière (2). M. Auber estime que la maladie est un état anormal, composé d'une affection morbide produite par une cause morbifique, et d'une réaction ou d'un effort de la vie, qui prend sa source dans la propriété qu'a l'organisme de résister à la mort, et de lutter contre les causes morbifiques (3). Hahnemann a prétendu que les maladies sont des aberrations dynamiques que notre vie spirituelle éprouve dans sa manière de sentir et d'agir; c'est-à-dire des changements immatériels dans notre manière d'être (4). Mais, d'après lui, la force vitale n'exprime et ne peut exprimer son désaccord que par une manifestation anormale dans la manière de sentir et d'agir, de la portion de l'organisme accessible aux sens de l'observateur et du médecin, par des symptômes de maladie (5). A quelque opinion que l'on se range, on admet donc, explicitement ou implicitement, que *la mala-*

(1) A. F. Chomel, ouvrage cité, p. 11 et 16.
(2) *Supplément au Diction. des Diction.-de Médecine*, t. II, p. 415.
(3) *Traité de la science médic.*, par E. Auber, p. 546.
(4) *Organon de l'art de guérir*, par S. Hahnemann, 3me édit., p. 21.
(5) S. Hahnemann, ouvrage cité, p 109.

die est caractérisée par un désordre soit matériel, soit fonctionnel.

Il n'existe pas de maladie toutes les fois qu'il se manifeste un grand désordre dans la plupart des fonctions, comme il arrive dans un accès de colère ou dans un mouvement de frayeur, lorsque leur exercice régulier est troublé par les progrès de l'âge, ou qu'il est empêché par la privation d'un organe. Mais chaque fois que la maladie existe, on observe quelque désordre soit matériel, soit fonctionnel, qui seul peut en démontrer la réalité aux yeux du médecin.

Des dissentiments aussi profonds que ceux que nous avons signalés plus haut relativement à la nature de l'homme, et, par conséquent, à la manière de concevoir la vie, semblent, au premier abord, devoir amener parmi les médecins une divergence d'opinions également marquée en fait de thérapeutique.

Cette divergence est effectivement extrême.

Ceux qui regardent l'homme comme uniquement composé de matière, ne font consister la maladie qu'en des lésions matérielles; et c'est, par conséquent, la matière seule qu'ils ont en vue de modifier par les médicaments.

D'un autre côté, selon Giacomini, les vertus médicinales des corps sont le résultat de l'action de ces derniers sur le principe vital (1); et d'après l'opinion d'Hahnemann on ne peut remédier aux maladies, qu'en faisant agir sur la force vitale des substances douées de forces modificatrices dynamiques ou virtuelles (2).

Néanmoins, de quelque façon que l'on se représente la vie, que l'on soit matérialiste ou vitaliste d'une nuance quelconque, on est obligé de reconnaître l'existence des deux faits suivants.

Premier fait. — Les effets des causes morbifiques et des médicaments se font ressentir et peuvent être constatés uniquement dans les solides ou les liquides des corps vivants, ou dans l'exercice des fonctions des organes.

Deuxième fait. — Si l'on veut modifier l'économie à l'aide des médicaments, lors même que l'on ne remarque en elle que des désordres fonctionnels, et que l'on a l'intention d'agir spécialement sur la force vitale, on ne peut le faire qu'en mettant les médicaments en contact avec les organes, et, par conséquent, en agissant sur leurs tissus, sur les liquides qui les pénètrent, ou sur l'exercice de leurs fonctions.

Je suis donc naturellement et nécessairement conduit à étudier les effets que produisent sur les matériaux solides et liquides du corps humain et sur l'exercice des fonctions

(1) *Traité de matière médicale et de thérapeutique*, par G. A. Giacomini, p. 8.

(2) S. Hahnemann, ouvrage cité, p. 110 et 111.

des organes, les causes morbifiques et les substances médicamenteuses. J'examinerai tous les cas que peuvent présenter les effets de ces deux sortes d'agents sur l'économie; et quand cet examen sera terminé, l'on verra se dessiner nettement les traits de ressemblance qui existent, sous le rapport de leur action, entre les causes des maladies et les substances que l'art emploie pour les guérir.

CHAPITRE II.

Des effets des causes morbifiques sur l'économie.

Si nous nous proposions de pénétrer les secrets de l'organisme pour découvrir l'action intime au moyen de laquelle les causes morbifiques exercent leur funeste influence, notre entreprise serait téméraire et certainement infructueuse. Heureusement notre tâche est plus facile; il nous suffit de constater l'existence de faits qui tombent sous les sens.

Tous les effets possibles de l'action des causes morbifiques sur l'économie, se trouvent nécessairement compris dans les cas examinés ci-après.

a. Dans certaines circonstances, *les causes morbifiques n'ont pas d'action appréciable sur les organes, et leurs effets sensibles sont nuls*. Quelques individus, doués d'une heureuse disposition préservatrice, bravent impunément le danger de contracter certaines maladies contagieuses, telles que la variole, la syphilis. Chacun sait que dans les contrées exposées aux effluves qui se dégagent des eaux marécageuses, tous les habitants soumis à leur influence ne sont pas atteints, du moins en même temps, de fièvre intermittente; et dans les épidémies les plus terribles, tous les membres d'une cité ne sont pas frappés par le fléau. « Dans la peste de Marseille, le vénérable Belzunce, patriarche de cette ville, ne contracta point la maladie, quoiqu'il fût presque continuellement au milieu des pestiférés, leur prodiguant toute espèce de secours. Dans la peste noire qui, en 1347, ravagea le midi de la France, on observa un autre fait non moins remarquable : de trente-cinq religieux qui habitaient la Chartreuse de Mont-Rieux, un seul échappa à la contagion : c'était le frère du célèbre Pétrarque, le moine Gérard, qui soigna tous ses frères, et les ensevelit après leur mort. (1) »

D. Des causes morbifiques modifient l'action des organes en l'*augmentant*, la *diminuant*, la *pervertissant*, la *suspendant* ou l'*abolissant*. Ainsi, la vue est *exaltée* dans l'ophthalmie et la méningite. L'ouïe est *diminuée* dans la fièvre typhoïde. Le goût est *perverti* dans les affections de l'estomac et dans la plupart des maladies. La vue et l'ouie sont *perverties*, la première dans la berlue, l'hémiopie, la diplopie; la seconde, dans la fièvre typhoïde, où le malade croit entendre des bruits qui ne sont point produits. Dans cette même maladie l'excrétion de l'urine est quelquefois *suspendue*. L'exercice des fonctions du cerveau est *momentanément interrompu* dans la commotion et la congestion de cet organe. La sensibilité et la faculté

(1) A. F. Chomel, ouvrage cité, p. 95.

de se mouvoir sont *abolies* dans l'hémorrhagie cérébrale, de même que la vision dans l'amaurose.

c. *Des causes morbifiques altèrent les tissus des organes.* Il suffit, pour le prouver, de rappeler les faits suivants : Les organes enflammés augmentent de volume. Ils sont plus durs, plus lourds, cassants, friables ou ramollis. Sous l'influence des lésions de nutrition, ils s'hypertrophient, s'atrophient, s'indurent, se ramollissent, s'ulcèrent, tombent en gangrène, ou bien ils se retrécissent, s'oblitèrent, se dilatent, se rompent, se déchirent ou se perforent.

d. *Des causes morbifiques détruisent les organes.* La gangrène, les tubercules, le cancer, en fournissent trop fréquemment la preuve, aussi bien que certaines inflammations, telles que l'ophthalmie, l'otite.

e. *Des causes morbifiques altèrent la composition des liquides.* Quelques exemples vont mettre ce fait hors de doute. Dans le scorbut, le sang est noirâtre, fluide, dissous, sans consistance. Chez les malades atteints de purpura, il est pâle, sereux, moins fibrineux que dans l'état normal. Le sang des chlorotiques est d'un rose clair; il contient beaucoup plus de sérosité, moins de globules, et sa pesanteur spécifique est diminuée. Dans l'anémie, la masse sanguine est moins considérable et le sérum est plus abondant. Dans les phlegmasies accompagnées de fièvre, et en particulier dans la pneumonie et le rhumatisme, la fibrine du sang augmente. Elle diminue, au contraire, dans les hémorrhagies, la fièvre typhoïde, etc. On trouve du sucre dans l'urine des malades affectés de diabète, et de l'albumine dans celle des individus atteints de la maladie de Bright. L'urine des ictériques acquiert une coloration jaune que l'on retrouve dans la plupart des liquides naturels, et qui est due à la présence de la bile ou de ses principes colorants.

Les causes morbifiques produisent donc toujours, quand leurs effets sont appréciables, un changement d'état, matériel ou fonctionnel, dans l'économie.

CHAPITRE III.

Des effets des médicaments sur l'homme sain.

En procédant pour les médicaments comme nous venons de le faire pour les causes morbifiques, nous nous formerons une juste idée de leur puissance, et nous acquerrons ainsi des notions qui nous seront plus tard indispensables, afin d'apprécier sainement l'influence qu'ils exercent sur l'économie pour amener le soulagement ou la guérison.

Les seuls effets que les médicaments puissent produire sur l'homme sain sont les suivants :

a. Dans certaines circonstances, *les médicaments n'ont pas d'action appréciable sur les organes, et leurs effets sensibles sont nuls*. Cela peut dépendre de la disposition particulière en vertu de laquelle certains sujets sont influencés d'une manière exceptionnelle par les substances médicamenteuses, de la saison dans laquelle ces substances ont été récoltées, de l'époque de leur préparation, des doses auxquelles elles sont administrées, etc. Je citerai, pour le prouver, quelques faits qu'il serait facile de multiplier. On rencontre des individus chez lesquels la dose purgative ordinaire de sulfate de soude ou de magnésie ne produit aucun effet sensible. D'après le docteur Sainte-Marie, des quantités déterminées de suc exprimé de cigüe, qui pourraient être données impunément en hiver, produiraient, au milieu de l'été, un narcotisme dangereux (1). La poudre d'ergot de seigle, pour être active, doit avoir été récemment préparée. Enfin, le mercure et l'iode, administrés pendant un court espace de temps, à dose altérante, ne donnent pas naissance à des effets appréciables.

b. Des médicaments modifient l'action des organes en l'*augmentant*, la *diminuant*, la *pervertissant*, la *suspendant* ou l'*abolissant*. Les diurétiques *augmentent* l'action des reins. La digitale et quelques-uns des médicaments connus sous le nom de contro-stimulants *diminuent* le nombre des pulsations du cœur. Les alcooliques et certains narcotiques *pervertissent* les fonctions du cerveau et causent du délire. Le sulfate de quinine, donné à haute dose, *suspend* l'usage de la vue et de l'ouïe en produisant une amaurose et une surdité passagères. Les inspirations d'éther ou de chloroforme *éteignent momentanément* la sensibilité d'une manière complète. Les émanations de plomb *abolissent* souvent la motilité, et plus rarement la motilité et la sensibilité, en provoquant la maladie

(1) *Nouveau formulaire magistral et pharmaceutique*, par Étienne Sainte-Marie, p. 4.

que l'on a désignée sous le nom de paralysie saturnine.

c. *Des médicaments altèrent les tissus des organes.* Les émollients rendent les tissus plus mous, plus souples, moins tendus. Les astringents les resserrent et diminuent la capacité des vaisseaux. L'iode administré long-temps à des doses élevées, produit l'inflammation et l'ulcération de la membrane muqueuse du tube digessif. Il exerce une influence puissante sur les glandes en général, et en particulier sur les glandes mammaires et le corps thyroïde dont il amène l'atrophie.

d. *Des médicaments détruisent les organes.* Pour citer de ce fait deux exemples bien frappants, il me suffira de rappeler que l'usage prolongé de l'ergot de seigle détermine le sphacèle des mains, des pieds et même de tout un membre, et que l'administration interne ou seulement externe du mercure peut provoquer, dans le système osseux, la carie et la névrose.

e. *Des médicaments altèrent la composition des liquides.* Dans les cas d'empoisonnement produits par un composé arsenical, les poumons et le cœur sont ordinairement remplis d'un sang noir, liquide, visqueux, contenant de l'arsenic. Tiedemann et Gmelin ont trouvé de l'acétate de plomb dans les veines mésaraïques et spléniques d'animaux auxquels ils avaient administré de ce sel. Orfila et MM. Lassaigne et Ausset en ont retrouvé dans le sang et dans l'urine (1). On remarque chez les individus qui ont été empoisonnés par les alcalis, la fluidité du sang. Chez ceux qui prennent de l'iode à dose toxique, une partie de cette substance se transforme en acide iodhydrique; l'autre est absorbée; on la retrouve dans la sueur, l'urine et la salive. Pour administrer le mercure à des enfants et à des personnes profondément débilitées, on le fait absorber à des femelles d'animaux, à des nourrices, dont le lait acquiert les propriétés thérapeutiques des préparations mercurielles, sans offrir aucun des inconvénients qui leur sont ordinairement reprochés.

La comparaison, paragraphe par paragraphe, de ce chapitre avec le précédent, démontre incontestablement que les médicaments agissent sur l'homme sain, à la manière des causes morbifiques. Nous devons donc considérer comme un fait parfaitement certain, qu'administrés à l'homme en santé, *les médicaments produisent toujours, quand leurs effets sont appréciables, un changement d'état matériel ou fonctionnel dans l'économie.*

(1) *Traité élément. de pathol. interne,* par A. Grisolle, t. II, p. 19.

CHAPITRE IV.

Des effets des médicaments sur l'homme malade.

L'étude à laquelle nous allons nous livrer est plus complexe que celles qui nous ont déjà occupés, puisque nous avons en présence les médicaments, l'élément morbide et l'organisme doué de vie. Toutefois, en suivant la méthode qui nous a guidés jusqu'ici, en examinant successivement tous les cas qui peuvent se présenter, et en appuyant toutes nos assertions sur des faits incontestables, nous arriverons sans peine à mettre en évidence les modifications que les substances médicamenteuses impriment aux désordres matériels ou fonctionnels de l'organisme.

Tous les cas possibles se réduisent aux suivants :

Les médicaments peuvent ne pas produire des effets appréciables sur l'homme malade ou en produire.

A. *Les médicaments peuvent ne pas produire des effets appréciables.* J'ai rapporté ci-dessus, en traitant des effets des médicaments sur l'homme sain, des exemples qui prouvent la vérité de cette proposition. Je la considère donc comme démontrée.

B. *Quand les médicaments produisent des effets appréciables,* ils agissent directement sur la cause morbifique elle-même ou sur ses effets, et par conséquent sur les désordres matériels ou fonctionnels de l'organisme, c'est-à-dire sur l'économie souffrante.

C. S'ils agissent sur la cause morbifique elle-même, ils *augmentent*, *diminuent* l'action de la cause morbifique, ou bien ils *détruisent* cette cause.

a. *Des médicaments augmentent l'action de la cause morbifique.* Si l'on administrait de la limonade sulfurique ou chlorhydrique à un individu présentant des symptômes d'empoisonnement, par suite de l'ingestion d'une certaine dose de strychnine, on augmenterait infailliblement les accidents, en provoquant la formation de sulfate ou de chlorhydrate de strychnine, sels qui ont une action semblable à celle de leur base, mais plus rapide, à cause de leur solubilité. Il faudrait aussi s'abstenir de donner de l'iodure de potassium à un malade atteint de cachexie mercurielle, de peur que cette substance, en agissant sur les combinaisons mercurielles insolubles qui pourraient se rencontrer dans l'organisme, ne les transformât en des combinaisons solubles plus actives et plus énergiques.

b. *Des médicaments diminuent l'action de la cause morbifique.* Ainsi, la magnésie modère l'intensité des accidents produits dans l'économie par l'ingestion des acides. L'eau vinaigrée agit d'une manière analogue à l'égard des alcalis. Le peroxyde de fer hydraté, en transformant dans l'estomac l'acide arsénieux en arsénite de fer insoluble, et l'albumine en se combinant avec le cuivre ou le mercure, dans les cas d'empoisonnement par ces substances, diminuent notablement leurs effets toxiques (1).

c. *Des médicaments détruisent la cause morbifique.* Je citerai, comme exemples, les sulfates solubles qui annullent complètement les qualités délétères des sels de barium et de plomb, et les chlorures solubles qui agissent de même pour les sels d'argent (2). Je citerai aussi les substances employées pour faire périr les parasites, tels que les lombrics, les oxyures vermiculaires, le ténia, l'acarus de la gale dont le corps humain est quelquefois infesté. Ce sont là les médicaments qui guérissent dans le sens que l'on attribue vulgairement à ce mot, puisqu'ils affranchissent l'organisme de l'influence de la cause qui le rend malade.

D. Si les médicaments agissent directement sur l'économie, voici ce qui peut avoir lieu.

a. *Des médicaments changent l'état de l'économie sans modifier la maladie.* Tels sont les effets que produisent

(1) *Traité de Toxicologie*, par M. Orfila, 4me édit., t. I, pag. 88, 216, 364, 539, 629.

(2) Orfila, ouvrage cité, t. I, pag. 18.

la plupart des substances médicamenteuses, à l'exception des sudorifiques, des diurétiques et des purgatifs, dans les hydropisies passives, et, en général, les médicaments même énergiques, dans les maladies qui n'en réclament pas l'emploi. On observe dans l'économie, après leur administration, les modifications propres à l'action de ces substances, sans remarquer de changement imprimé soit à la marche, soit à l'intensité de la maladie.

b. *Des médicaments changent l'état de l'économie et modifient la maladie en l'aggravant.* Personne n'ignore qu'en général, dans les maladies inflammatoires à l'état aigu, les médicaments stimulants ne peuvent que produire des effets fâcheux. Nul n'oserait, dans un cas de méningite ou d'encéphatite intense, donner au malade de l'ammoniaque, de l'alcool, du rhum, ni de l'huile essentielle de cannelle, de girofle ou de muscade.

c. *Des médicaments changent l'état de l'économie et remplacent par une autre maladie celle qu'ils sont destinés à combattre.* Par exemple, si les individus atteints d'inflammations graves sont soumis à un traitement antiphlogistique très-énergique, la maladie à laquelle ils sont en proie fait souvent place à l'anémie.

d. *Des médicaments changent l'état de l'économie et diminuent l'intensité de la maladie ou la soulagent.* L'huile de foie de morue, les préparations d'iode, de soufre, d'antimoine, la digitale, la cigüe, une alimentation convenable, guérissent rarement la phthisie; mais elles influencent favorablement la nutrition, modifient l'expectoration, la circulation, facilitent la respiration, s'opposent à la formation ou à la fonte des tubercules, diminuent réellement ainsi l'intensité de la maladie, et procurent du soulagement.

e. *Des médicaments changent l'état de l'économie et suspendent pour un certain temps la manifestation de la maladie ou soulagent.* Telle est, d'après les expériences de MM. Homelle et Quevenne, la modification produite par la digitaline « dans les affections du cœur avec lésion des valvules, entraînant un trouble considérable de l'hématose et de la circulation, avec pouls faible, tumultueux, inégal, irrégulier, œdème, oppression, toux, stase du sang veineux, cas dans lesquels son action a été constamment utile (1). » Ces résultats s'expliquent par la propriété que possède la digitaline, et que ces expériences ont fait constater, de régulariser et de ramener au type normal l'action du cœur quand elle est troublée. MM. Andral et Lemaistre ont aussi établi de leur côté, par des expériences qui leur sont propres, que la digitaline a la vertu de ramener le pouls à son type normal, ce qui les a conduits à conclure qu'elle doit être administrée dans les maladies chroniques du cœur, lorsque le pouls est élevé

(1) *Manuel de Matières médicales*, par A. Bouchardat, 2me édit., p. 345.

et la circulation irrégulière (1). Dans ces cas, ce médicament énergique ne détruit pas la cause des désordres de la circulation, qui entraînent à leur suite la gêne de la respiration; mais, par son action régulatrice sur le cœur, elle empêche momentanément cette cause de produire ses effets habituels et nécessaires. Les sudorifiques, les diurétiques et les purgatifs agissent d'une manière analogue dans les cas d'ascite et soulagent.

f. Enfin, *des médicaments changent l'état de l'économie et guérissent.* Tantôt, ils sollicitent l'organisme vivant à éliminer la cause morbifique. C'est ainsi que les évacuants préviennent l'absorption des poisons. Tantôt, ils modifient l'organisme lui-même pour amener la guérison. C'est ce qui a lieu quand on oppose l'huile de foie de morue au rachitisme, l'iode aux scrofules, les antimoniaux à la pneumomie, les ferrugineux à la chlorose.

Les médicaments donnés à l'homme malade *produisent donc toujours en lui, quand leurs effets sont appréciables, un changement d'état matériel ou fonctionnel*, et ce changement coïncide avec le soulagement ou la guérison, ou précède l'une ou l'autre, quand il est possible de l'obtenir, pourvu que ces médicaments soient bien choisis et convenablement administrés.

(1) *Annuaire de thérapeutique*, par A. Bouchardat, année 1853, p. 127.

CHAPITRE V.

Du mode d'action des médicaments pour soulager ou pour guérir.

En récapitulant tout ce que nous avons établi jusqu'ici relativement à l'action des substances médicamenteuses sur l'économie, nous constatons les résultats suivants :

Lorsque leurs effets sont appréciables, et qu'ils agissent sur l'homme, dans l'état de santé, les médicaments se comportent d'une manière tout-à-fait analogue à celle des causes morbifiques. Ils *augmentent, diminuent, pervertissent, suspendent* ou *abolissent* l'action des organes, ou bien ils *altèrent* les tissus des organes ou les *détruisent*. Ils *altérent* pareillement la composition des liquides de l'économie.

Lorsque les médicaments sont administrés à l'homme malade, s'ils agissent sur la cause morbifique, ils en *augmentent* en *diminuent* l'action ou *détruisent* cette cause.

S'ils agissent directement sur l'économie, *ils en changent l'état sans modifier la maladie*, ou bien *aggravent la maladie, la remplacent par une autre, la diminuent, en suspendent la manifestation ou la guérissent.* Tous les cas possibles sont compris dans les précédents.

Quand les médicaments sont administrés à l'intérieur, et qu'ils sont absorbés ou qu'ils exercent leur influence par *sympathie*, c'est-à-dire par le seul intermédiaire du système nerveux (1), ils produisent en nous un changement d'état, une *substitution*. Cela résulte évidemment de tout ce qui précède. Il serait superflu de citer de nouvelles preuves à l'appui de cette vérité que l'on ne saurait contester.

Quand on emploie les médicaments à l'extérieur, s'ils sont absorbés en quantité suffisante, ils donnent naissance à des effets semblables à ceux que l'on voit s'opérer lorsqu'ils sont administrés à l'intérieur. Ils provoquent un changement d'état, qui se fait ressentir particulièrement dans certains organes, ou même dans l'économie tout entière. Si l'on doutait de l'exactitude de ce fait, il suffirait de rappeler les résultats obtenus par l'usage externe du mercure, du sulfate de quinine, de la digitale, de la scille, etc.

Si les médicaments affectés à l'usage externe sont absorbés en si petite quantité, que leur action soit uniquement ou principalement locale, ils produisent également

(1) *Diction. univers. de matière médic., etc.*, par Mérat et de Lens, t. VI, p. 728, et *Manuel de matière médic.*, par A. Bouchardat, 2me édit., p. 2 et 4.

dans l'économie un changement d'état. Cela a lieu quand on prescrit des collyres pour combattre certaines ophthalmies, ou que l'on conseille des bains médicamenteux, des pommades aux sujets qui présentent des maladies de la peau.

Les médicaments employés à l'intérieur ou à l'extérieur, à des doses convenables, quand ils sont absorbés ou qu'ils agissent par sympathie, opèrent donc toujours dans l'homme vivant un changement d'état, une *substitution*. Et remarquons que la connaissance la plus parfaite des propriétés physiques ou chimiques des médicaments, ne permet pas de se faire, d'avance, la moindre idée de leur action sur l'économie animale. Il faut absolument, pour cela, qu'ils aient été expérimentés. Nul n'aurait pu prévoir *à priori* les effets que produisent sur l'homme ou sur les animaux l'opium, la belladone, la jusquiame, l'acide prussique, la noix vomique, le mercure, l'iode, etc. Ces substances exerçent, par conséquent, sur l'économie une action indépendante, au moins en partie, de leurs propriétés physiques et chimiques. Cette influence des médicaments est appelée *action dynamique* ou modificatrice générale (1). Je désignerai la cause de cette action sous le nom de *puissance substitutive,* pour que sa dénomination rappelle, non sa nature qui est inconnue, mais ses effets qui sont évidents.

(1) Mérat et de Lens, ouvrage cité, supplément, t. VII, p. 468.

Quand les agents médicamenteux n'exerçent leur influence qu'au moyen de leurs propriétés physiques, ils changent aussi l'état de l'économie. Cela se voit chez les individus auxquels on conseille des bains de vapeur pour les débarrasser de rhumatismes chroniques; des pédiluves très-chauds pour produire une révulsion dans des cas de congestion cérébrale, ou bien encore l'emploi de l'électricité pour rendre le mouvement à des membres frappés de paralysie.

Quand les médicaments n'agissent que par leurs propriétés chimiques, le changement d'état qu'ils amènent dans l'économie n'est pas moins sensible. Ce changement s'accomplit dans tous les cas d'empoisonnement où l'on administre des substances qui, se combinant avec le poison ingéré, en modifient ou en détruisent les propriétés délétères.

D'après ce qui précède, les médicaments font toujours naître en nous, quand leurs effets sont appréciables, un changement d'état, et s'ils sont bien choisis et convenablement administrés, dans les maladies, ce changement coïncide avec le soulagement ou la guérison, ou précède l'une ou l'autre, dans les cas où l'on peut l'obtenir. Ils produisent, en définitive, une *substitution*. C'est là un fait incontestable.

Ainsi, les médicaments sont compris dans la définition qu'Hippocrate donne des remèdes, nom par lequel il désigne *tout ce qui opère un changement dans l'état actuel de l'homme* (1). Et nous devons considérer comme prouvé que *tous les médicaments, sans exception, agissent par substitution pour soulager ou pour guérir.*

Le mot de substitution sert ordinairement à exprimer le remplacement d'une maladie par une autre semblable. Je le prends dans son acception naturelle, en l'employant à désigner le remplacement d'un état par un autre, semblable ou différent.

(1) Hippocrate, ouvrage cité, t. I, p. 175.

CHAPITRE VI.

De l'action des organes, soit dans l'état de santé, soit sous l'influence des causes morbifiques et des médicaments.

L'action des médicaments sur l'économie, que nous venons d'étudier, quoiqu'elle soit d'une très-haute importance, ne doit pas seule attirer toute notre attention. Dans le retour à l'état de santé, l'organisme vivant joue un grand rôle ; il peut revendiquer une large part dans la production de cet heureux changement. Pour comprendre comment s'opère la guérison, examinons avec soin la manière d'agir des organes dans les divers états où l'économie peut être placée. En rapprochant les faits acquis, relatifs aux effets des médicaments, de ceux que nous établirons touchant l'action de l'organisme, sous l'influence de la force vitale, nous nous formerons une idée aussi exacte que possible de ce qui a lieu dans le passage de l'état de maladie à l'état de santé.

A. Quand ils sont sains et abandonnés à eux-mêmes, les organes fonctionnent avec une précision et une régularité admirables. Le système nerveux distribue le sentiment et le mouvement à toutes les portions de la merveilleuse machine humaine. Le cœur recevant le sang noir qui arrive de toutes les parties du corps à l'oreillette droite, l'envoie dans les poumons pour qu'il s'y régénère par son contact avec l'air atmosphérique, l'admet de nouveau dans une autre cavité quand il est redevenu vermeil, et puis le lance d'une manière intermittente et régulière, dans toutes les branches de l'arbre artériel. L'estomac reçoit les aliments à transformer. Il leur fait subir une élaboration qui leur permet d'être assimilés par les organes. Le foie, le pancréas, l'intestin, secondent l'estomac dans ce travail. Les vaisseaux absorbants s'emparent d'une partie du chyme à mesure qu'il afflue dans le tube digestif et le parcourt. Ils transportent le chyle de l'intestin à la veine sous-clavière gauche, où ils le versent dans le sang qui se refait par ce moyen, et fournit aux organes des éléments réparateurs. La nourriture surabondante et les substances impropres à entretenir la vie sont rejetées au dehors. Aux dépens des matériaux qui leur sont apportés, les glandes sécrètent chacune le liquide qu'elle doit élaborer. Les organes des sens mettent l'homme en rapport avec le monde extérieur. Il perçoit, fait des combinaisons intellectuelles, exprime ses pensées. Et les fonctions qui président à sa reproduction s'accomplissent d'une façon aussi étonnante, aussi parfaite que toutes les autres. Voilà l'esquisse bien incomplète, mais exacte, des phénomènes qui s'exécutent chez l'homme avec une uniformité invariable dans l'état de santé.

B. Il n'en est pas ainsi quand les organes ont ressenti l'influence d'une cause morbifique. La merveilleuse harmonie des fonctions est troublée. Les solides et les liquides du corps humain éprouvent des atteintes plus ou moins profondes de l'action de cette cause; mais, après une durée plus ou moins longue, ce désordre cesse de lui-même, et chaque organe reprend la tâche qui lui est dévolue. C'est ainsi que disparaissent, souvent sans l'intervention de la médecine, la rougeole, la scarlatine, la bronchite, certaines maladies de la peau, les inflammations en général. C'est ainsi que les blessures se cicatrisent, que les fractures se soudent, que les ulcères se ferment.

Toutefois, pour que la terminaison des maladies soit aussi heureuse, il est absolument nécessaire que plusieurs conditions soient réunies. Les voici :

1° Il faut que la cause morbifique ait cessé d'agir. Aussi, un galeux ne guérit pas, tant qu'existe l'acarus dont la présence a fait naître son affection. Un malade atteint de cancer ne recouvre pas la santé, parce qu'il est toujours soumis à l'influence de la diathèse à laquelle est dûe la formation de ce produit morbide. Un sujet chez lequel la rage s'est déclarée, est inévitablement voué à la mort, à cause de l'action pernicieuse que le virus rabique exerce constamment sur l'organisme qu'il a infecté ; et un asthmatique qui respire difficilement par suite d'une maladie organique du cœur, conserve cette gêne pendant toute la durée de sa vie, attendu que la persistance de la lésion matérielle entraîne comme conséquence la continuité du trouble fonctionnel.

2° Il est nécessaire que les désordres fonctionnels ne soient pas trop considérables ; car tandis que l'on voit guérir, même sans traitement, des individus affectés de commotion cérébrale ou de fièvre typhoïde légères, on voit succomber des sujets atteints de ces mêmes maladies, qui ont présenté de très-graves désordres fonctionnels, et chez lesquels, cependant, l'autopsie ne fait découvrir aucune lésion, ou permet seulement de constater l'existence d'altérations matérielles à peine appréciables. Il arrive aussi très-souvent que l'on ne trouve aucune altération manifeste à l'ouverture des cadavres de ceux qui meurent par suite de fièvres intermittentes pernicieuses, remarquables par l'intensité des troubles fonctionnels qu'elles ont provoqués.

3° Les désordres matériels ne doivent pas être trop graves. Un individu ne revient pas en santé quand son cerveau a été trop largement désorganisé par une hémorrhagie ou par un ramollissement, ni lorsque ses intestins sont le siége d'ulcérations nombreuses et intenses ou d'une perforation. Il ne guérit pas non plus si le sang est trop profondément altéré dans sa composition, comme dans certains cas de scorbut, d'anémie. Et si une ophthalmie rend opaque toute la cornée transparente, la vision ne se rétablit jamais.

4o Enfin, il est absolument indispensable, à plus forte raison, que les organes n'aient pas été détruits. Un malade dont les poumons ont en grande partie disparu par suite d'une maladie tuberculeuse, ne recouvre pas la santé, ne continue même pas de vivre. Si une ulcération profonde perfore les tuniques de l'œil, et permet aux humeurs qu'elles contiennent de s'épancher au dehors, la vue est évidemment perdue, sans possibilité de guérison.

C. Quand des organes sains sont mis en contact avec des médicaments dont l'influence est appréciable, on remarque en eux des changements soit matériels, soit fonctionnels, qui l'évanouissent constamment avec plus ou moins de rapidité, pourvu que la dose de médicament n'ait pas été trop considérable. Et dès-lors, les organes affranchis de l'influence médicamenteuse fonctionnent de nouveau d'une manière normale, ainsi que l'attestent les expériences que des médecins ont faites à cet égard sur eux-mêmes et sur des animaux.

D. Quand on soumet à l'action de médicaments des organes déjà malades, ils guérissent et fonctionnent de nouveau régulièrement, pourvu qu'ils se trouvent dans les circonstances favorables que je vais énumérer. Il est nécessaire que la cause morbifique ayant cessé d'agir, n'ait laissé dans l'économie que des traces de son influence; ou si elle agit encore, qu'elle puisse être attaquée et détruite par les médicaments. Il faut, de plus, que les fonctions ne soient pas trop profondément troublées, que les matériaux solides et liquides du corps humain ne soient pas trop gravement altérés et que les organes n'aient pas été détruits. C'est parce qu'un nombre suffisant de ces conditions sont remplies, que l'on peut généralement guérir les maladies de la peau, la fièvre intermittente, la chlorose, la syphilis, en employant un traitement convenable.

Il est donc certain que sous l'impulsion de la force vitale, les organes, pourvu qu'ils n'en soient pas empêchés, accomplissent constamment, d'après des lois immuables, depuis la naissance de l'homme jusqu'à sa mort, les fonctions auxquelles ils ont été destinés, et qu'ils tendent toujours à fonctionner de nouveau d'une manière normale, quand ils ont été détournés de leur marche accoutumée, par une cause morbifique ou médicamenteuse.

En d'autres termes : *Les organes que la force vitale anime fonctionnent naturellement d'une manière normale, ou, s'ils en sont empêchés, manifestent une tendance continuelle vers l'accomplissement régulier de leurs fonctions.*

CHAPITRE VII.

De la manière dont s'opère la guérison spontanée.

Quand une cause morbifique agit sur l'économie animale, elle y produit une série d'effets faciles à constater. Elle fait pénétrer dans l'organisme une matière étrangère qui y suscite pendant son séjour des désordres matériels ou fonctionnels, ou bien cette cause n'introduit aucun élément nouveau dans l'économie, et se borne à exercer en elle des ravages plus ou moins considérables. Il suffit pour que la guérison ait lieu, que la matière étrangère soit éliminée, neutralisée, ou que le dommage résultant de l'action de la cause morbifique soit réparé.

Quand une substance nuisible existe dans l'économie, souvent elle en est expulsée par « le larmoiement, l'éternuement, la salivation, l'expectoration, le vomissement, la défécation, l'action d'uriner, la transpiration et toutes les excrétions gazeuses, séreuses, muqueuses, pulmonaires, gastriques ou intestinales (1) » C'est par un de ces moyens que sont éliminés les corps étrangers, les poisons, les médicaments qui ne sont pas susceptibles d'être assi-

(1) E. Auber, ouvrage cité, pag. 625.

milés; et cette élimination est suivie dans bien des cas du rétablissement complet de la santé.

Il arrive aussi que la matière morbifique est neutralisée par l'organisme, c'est-à-dire ou assimilée ou détruite, sans évacuation ni aucun autre phénomène sensible (1). John Hunter cite le cas d'une jeune fille qui but, par inadvertance, du lait auquel était mêlée de la matière provenant d'un écoulement blennorrhagique considérable, sans qu'il en résultât aucun accident, au moins pendant quelques mois qu'il continua de l'observer. D'après le même auteur, un petit garçon vola et but du lait contenant du pus fourni par des chancres qui suppuraient beaucoup. On surveilla l'enfant pendant quelques années, et l'on ne remarqua pas la moindre chose qui put faire soupçonner qu'il fût atteint d'une affection, soit locale de l'estomac, soit constitutionnelle (2). Le professeur Mangili fit avaler à un pigeon quatre petits morceaux de pain trempés dans le venin lancé par sept grosses vipères. L'animal parut d'abord abattu, mais recouvra bientôt la santé. Un autre pigeon avala, avec les précautions convenables, tout le venin que purent fournir dix vipères très-grosses, sans offrir la moindre trace d'empoisonnement. Un corbeau, qui était à jeun depuis douze heures, prit sans inconvénient le venin de seize vipères. Une per-

(1) *Éléments de pathologie médicale*, par A. L. J. Bayle, t. I, p. 34.

(1) *Manuel pratique des maladies vénériennes*, par C. M. Gibert, p. 509

sonne, qui assistait à des expériences de ce professeur, avala tout le venin qui put être extrait de quatre grosses vipères, et n'en fut nullement affectée (1). Dans ces divers cas, le virus ou le venin a dû être neutralisé par la seule influence de la vie, puisqu'en l'absence de toute médication son existence au sein de l'organisme n'a généralement été signalée par aucun phénomène soit morbide, soit même apparent.

Pour rejeter cette interprétation des derniers faits que je viens de rapporter, il faudrait admettre, contre toute vraisemblance, qu'une substance animale, très-délètère et d'une absorption facile, peut être expulsée du corps vivant, après avoir été introduite dans les organes digestifs, sans éprouver et sans imprimer à l'économie aucune modification sensible.

Si la cause morbifique n'a fait entrer aucun élément nouveau dans l'économie, ou si cet élément a été éliminé, l'influence de la force vitale n'a pour objet que de ramener les fonctions à leur type normal, ou de remédier aux lésions des organes, s'il existe en eux des désordres matériels réparables. Ce changement s'accomplit dans les névralgies, la gastralgie, la dyspepsie, la coqueluche, le hoquet, la syncope. l'hystérie, où l'on voit se rétablir peu à peu dans son intégrité l'action des organes; dans les plaies, les ulcères, où un travail admirable

(1) Orfila, ouvrage cité, t. II, p. 655.

réunit les parties divisées et comble par des cicatrices les pertes de substances ; dans les fractures, où s'opère une œuvre réparatrice merveilleuse qui a pour résultat de rendre à l'os rompu sa solidité, sa forme et ses usages.

Dans tous ces cas, la force vitale agit-elle avec intelligence, conformément à un plan qu'elle se soit tracé ? ou bien est-elle aveugle, sans volonté, ni conscience ? Puisque le médecin doit la seconder dans l'œuvre de la guérison, il est très-important pour lui que ces questions soient résolues. Il a besoin, pour rendre sa coopération utile, de connaître aussi bien que possible la force dont il se fait l'auxiliaire.

On a émis sur les qualités de la force vitale des opinions diamétralement opposées. Elle est intelligente suivant les uns. Il y a en nous, d'après Duret, une nature incomparable qui fabrique les viscères par sa propre science et qui les répare. Il existe en nous, selon Virey, une force propre, organisatrice, savante sans instruction acquise, qui voit, qui dirige nos forces vitales indépendamment de notre libre arbitre, ou même souvent contre nos volontés particulières, etc. (1).

Selon d'autres, la force vitale est dépourvue de puissance, d'intelligence et de volonté. Hahnemann la désigne fréquemment sous la dénomination de grossière nature, et affirme d'elle qu'elle n'agit qu'en vertu des lois organi-

(1) E. Auber, ouvrage cité, p. 337.

ques du corps, *sans raisonner et réfléchir ses actes.* Il lui reproche d'être impuissante à accomplir ce que fait un chirurgien intelligent. Il accuse cette force vitale non intelligente d'admettre sans hésitation dans le corps les plus grands fléaux de notre existence terrestre, les sources d'innombrables maladies qui affligent l'espèce humaine depuis des siècles, c'est-à-dire les miasmes chroniques, la psore, la syphilis et la sycose. Bien loin de pouvoir débarrasser l'organisme d'un seul de ces miasmes, dit-il, elle n'a pas même la puissance de l'adoucir. Il s'étonne ensuite que l'ancienne école ait pu prendre cette aveugle force vitale pour son institutrice (1).

Pour se représenter aussi exactement que possible comment la force vitale travaille à la guérison, il faut choisir entre ces opinions contradictoires. Eh bien! si l'on examine avec impartialité les faits morbides, on n'hésitera pas à affirmer que la force vitale est puissante, mais qu'elle est en même temps, comme toutes les autres forces, dépourvue d'intelligence et de volonté.

Les preuves de la puissante influence que la force vitale exerce sur l'organisme, soit dans l'état de santé, soit dans l'état de maladie, sont aussi nombreuses qu'irréfragables. Nous avons cité assez de faits qui en démontrent l'existence, pour que nous puissions nous dispenser d'y revenir.

(1) S. Hahnemann, ouvrage cité, p. 31 et 32.

Mais si la force vitale était douée d''intelligence et de volonté, permettrait-elle, au moment de la conception, que l'ovule fécondé s'écartât de sa route naturelle, et que tombant dans la cavité péritoniale, il donnât lieu à une grossesse extra-utérine, ou du moins favoriserait-elle son développement? Ne s'opposerait-elle pas aussi à l'existence des monstruosités? Souffrirait-elle que le pus provenant du foie ou de tout autre organe contenu dans l'abdomen se fît jour dans cette cavité, et amenât presque fatalement la mort du malade, au lieu d'ouvrir à ce liquide une voie par laquelle il pût être éliminé sans danger pour la vie? Dans les fractures, travaillerait-elle à la réparation des os, s'il arrivait qu'ils ne fussent pas placés dans une position convenable, ou qu'il existât entre les fragments osseux trop d'intervalle pour qu'ils pussent se réunir et se consolider? Dans les brûlures affectant le pourtour d'une ouverture naturelle ou les doigts, laisserait-elle la cicatrice oblitérer cette ouverture ou souder les doigts entr'eux? Verrait-on sous son influence, quand une substance vénéneuse est introduite dans l'estomac, les organes digestifs l'absorber avec autant de rapidité que l'aliment qui nourrit l'homme et le médicament qui contribue à sa guérison? Non sans doute. Dans tous ces cas, la nature agit incontestablement, sans pouvoir se soustraire à cette nécessité, comme une force aveugle, sans volonté ni conscience.

Veut-on connaître ce qu'ont écrit à cet égard Hippocrate et ses successeurs immédiats? Nous lisons dans un des Traités que nous a laissés ce médecin illustre : « La nature suffit pour tout, à tout.... Dans l'intérieur est un agent inconnu qui travaille pour le tout et pour les parties, quelquefois pour certaines et non pour d'autres..... La nature de chaque être agit sans avoir besoin de maître (1). »

Il n'y a rien là qui implique nécessairement que la nature soit intelligente. On peut bien dire que l'attraction suffit pour tout ce qui a rapport aux mouvements des corps célestes; que la force qui dirige l'aiguille aimantée vers le nord, le fait sans avoir besoin de maître; et cependant on ne considère comme douées d'intelligence, ni l'attraction, ni la force magnétique, ou plutôt l'électricité d'après l'hypothèse d'Ampère. Quant à l'agent inconnu dont parle Hippocrate, qui travaille pour le tout et pour les parties, rien n'indique s'il le regarde comme remplissant sa tâche avec connaissance de cause ou comme opérant sans discernement.

Il existe un passage, en apparence plus décisif, dans le recueil des œuvres d'Hippocrate, mais c'est dans la partie qui, quoique portant son nom, est attribuée à Thessalus, son fils, ou à Polybe, son gendre. Le voici : « C'est la nature qui guérit les maladies. Elle trouve par elle-même

(1) Hippocrate, ouvrage cité, t. I, p. 104 et 106.

les voies convenables sans avoir besoin d'être dirigée par notre intelligence. C'est elle qui nous apprend à ouvrir et à fermer les yeux, à remuer la langue, et autres choses pareilles, sans le secours d'un maître : elle se suffit pour une foule de choses nécessaires (1). »

Ce passage ne fait pas connaître explicitement le sentiment de son auteur sur les qualités de la nature. Tâchons d'en fixer le sens avec précision.

Il affirme l'existence de trois faits.

Il rapporte d'abord à la nature la guérison des maladies. Il la représente ensuite comme agissant convenablement sans le secours de l'intelligence humaine. Il nous la montre enfin nous enseignant à accomplir certains actes spontanés.

Reprenons ces trois propositions.

La nature guérit les maladies. Cette assertion bien interprétée est entièrement conforme à la vérité. Elle énonce un fait incontestable. Dans la guérison spontanée, la nature fait seule les frais de la cure. Dans la guérison provoquée par les médicaments, lorsqu'ils n'ont pas à détruire la cause morbifique, la force vitale leur fournit une coopération sans laquelle le rétablissement de la santé serait impossible, puisqu'il ne peut évidemment survenir de guérison que là où la vie existe et se mani-

(1) Hippocrate, ouvrage cité, t. II, p. 605.

faste. Mais nous verrons bientôt qu'il n'est pas nécessaire pour cela que la nature soit intelligente.

On ne saurait nier, d'autre part, que la nature n'agisse convenablement dans le cercle de ses attributions, indépendamment de l'intelligence humaine. Néanmoins, cette faculté n'implique pas non plus que la nature soit intelligente, dès qu'elle est le partage de forces manifestement aveugles, de tous les moteurs, par exemple.

Quand l'auteur du passage cité ajoute que la nature nous apprend à ouvrir ou à fermer les yeux, à remuer la langue, etc., il lui accorde la puissance que l'on a coutume d'attribuer à l'instinct. Or, l'instinct est évidemment aveugle, bien qu'il produise des effets dignes de toute notre admiration. « L'instinct, d'après M. le professeur Flourens, est une force par laquelle les bêtes font sans l'avoir appris, sans avoir pu l'apprendre, du premier coup, tout de suite, des choses que nous-mêmes ne pourrions faire qu'après les avoir apprises.... Il agit sans connaître (1). » Et selon le professeur Müller, Cuvier s'exprime d'une manière parfaite quand il dit que les animaux, en exécutant leurs actions instinctives, obéissent à une idée innée qui les poursuit comme un songe (2).

Maintenant, il est naturel de se demander comment il se fait que les phénomènes morbides se succèdent avec

(1) P. Flourens, ouvrage cité, 1re part., p. 76 et 78.
(2) *Manuel de physiologie*, par J. Müller, t. II, p. 98.

une telle régularité, que Barthez ait pu dire de la maladie qu'elle est *une sorte de fonction propre à l'état pathologique;* qu'elle a *un but et consiste* dans un concours d'actions harmoniques régies par des lois primordiales (1)? Cela vient de ce que, dans l'homme vivant, les organes et les fonctions étant dépendants, solidaires les uns des autres, ne peuvent être *isolément* affectés d'une manière grave. Lésez une fonction ou un organe important, d'une certaine façon, vous verrez nécessairement éclater des désordres consécutifs dans les autres fonctions ou les autres organes, qui sont liés entr'eux comme les rouages d'une machine. Et si plus tard vous renouvelez la même lésion, dans des circonstances analogues à celles où elle a été produite une première fois, vous verrez de nouveau survenir les mêmes désordres. La liaison, la solidarité des organes suffisent donc pour rendre raison de la régularité de l'évolution des faits pathologiques.

Pouvons-nous, sans attribuer à la force vitale la faculté de comprendre et de combiner, expliquer aussi facilement l'art qui brille avec tant d'éclat dans la guérison spontanée des maladies, et que nous sommes naturellement portés à considérer comme une intelligente manifestation de cette force? La réponse ne saurait être qu'affirmative. Dans certains cas, la nature semble pro-

(1) E. Auber, ouvrage cité, p. 340.

céder avec une habileté, une sagesse admirables pour amener la guérison : par exemple, quand sous son influence un travail réparateur fait disparaître les solutions de continuité, prépare le cal, ouvre au dehors un abcès dont la rupture à l'intérieur serait inévitablement mortelle; quand un kyste protecteur entoure un corps étranger qui ne peut être chassé de la profondeur des organes. Mais elle n'est pas pour cela plus intelligente que la vapeur imprimant le mouvement à des machines qui exécutent aussi des merveilles, ou que l'électricité lorsqu'elle remplit pour l'homme l'office de la messagère la plus rapide et la plus docile de ses pensées. Dans ces deux cas, la gloire du résultat obtenu appartient au génie qui a su dompter et rendre comme obéissantes ces forces aveugles. De même, à la vue des prodiges accomplis au sein de l'organisme, le tribut de notre admiration doit s'élever jusqu'à l'intelligence suprême qui a soumis les organes à la force qui les gouverne d'après des lois préétablies, générales et immuables, auxquelles cette force se conforme nécessairement et sans avoir la conscience de ce qu'elle fait.

L'organisme doué de vie étant évidemment destiné à jouir d'une certaine durée, est pourvu, pour sa conservation, de nombreuses ressources qui ont pour but de le rétablir dans son état normal quand il en est détourné. Tenues en réserve dans l'état de santé, elles se montrent dès que l'occasion leur en est fournie par une cause morbifique, de même que la soupape de sûreté d'une machine à vapeur se soulève aussitôt que la vapeur est parvenue à un certain degré de tension. Si dans tous les cas la force vitale n'amène pas la guérison, si même elle agit parfois d'une manière désavantageuse au malade, cela dépend de ce que son action, qui se manifeste incessamment, a besoin, pour produire des effets salutaires, de rencontrer des circonstances favorables, et qu'il n'est pas en son pouvoir de faire naître ces circonstances.

Il en est de même, du reste, de certaines forces physiques. L'attraction, par exemple, est absolument indispensable à la conservation de l'homme, puisque c'est par elle qu'il est attaché à la terre sur laquelle seule il peut vivre et se nourrir, et que la terre elle-même est retenue à la place qu'elle occupe dans l'univers. Eh bien! dans des circonstances défavorables, cette force nécessaire à son existence lui devient fatale et cause sa mort. C'est ce qui arrive quand il fait une chute d'un lieu élevé, quand un corps pesant tombe sur sa tête, etc.

Dès que la force vitale est dépourvue d'intelligence, si elle manque parfois son but, lorsqu'elle agit comme médiatrice, on n'a pas de caprices ni d'erreurs à lui reprocher; et l'on peut désigner par le mot de réaction, puisque l'usage l'a consacré, ou par celui de résistance, l'ensemble des obstacles qu'oppose l'organisme animé par elle à l'action de la cause morbifique.

En résumé, sous l'influence de la force vitale, qui est aveugle, sans volonté ni conscience, la guérison spontanée survient par l'élimination, la neutralisation de la matière morbifique ou par la réparation des désordres que la cause morbifique a provoqués. Elle est caractérisée par le rétablissement, dans leur état ordinaire, des solides ou des liquides altérés, ou par le retour des fonctions au type normal.

CHAPITRE VIII.

De la manière dont s'opère le soulagement ou la guérison sous l'influence des médicaments.

Il résulte de ce qui précède, que si la cause morbifique agit toujours, si elle ne peut être éliminée ou anéantie par la puissance des médicaments, si les fonctions sont trop profondément troublées, si les solides ou les liquides du corps vivant sont trop gravement altérés, ou si les organes sont détruits, la guérison est impossible.

On ne peut espérer, dans ces cas, que de procurer du soulagement au malade. Les médicaments, en atténuant, pour un temps, les symptômes morbides, permettent aux organes de fonctionner avec moins de gêne, et semblent modérer l'intensité de la maladie. Par exemple, une personne atteinte d'une lésion organique du cœur présente une ascite considérable et respire avec anxiété : donnez-lui des diurétiques, des purgatifs, l'infiltration diminuera, disparaîtra même ; les poumons se dilateront avec plus de facilité, les souffrances deviendront plus supportables; il surviendra du soulagement en vertu de la tendance constante des organes à fonctionner d'une manière normale.

Dans tous les autres cas le malade guérira. La guérison peut être spontanée, nous venons de le voir, ou obtenue à l'aide des médicaments. Voici ce qui se passe quand on les emploie.

Si la cause morbifique agit encore et qu'elle puisse être éliminée ou anéantie par la puissance des médicaments, ils l'expulsent ou la détruisent. Les organes, soustraits à sa pernicieuse influence, obéissent de nouveau aux lois immuables qui les régissent, et la santé se rétablit.

Si la cause morbifique, ayant cessé d'agir, a laissé des traces de son action dans les solides, dans les liquides ou dans les fonctions, les médicaments les font disparaître, en modifiant l'économie. Ils remplacent l'état où elle se trouve au moment de leur administration, par un autre qui est d'emblée la santé, ou une manière d'être qui la précède. L'état où est placée l'économie par l'action des médicaments peut être immédiatement la santé, disons-nous. Quoique les médicaments agissent comme les causes morbifiques, ils ne remplacent pas toujours, pour amener la guérison, une maladie par une autre semblable ou différente. Puisqu'ils *augmentent, diminuent pervertissent, suspendent* ou *abolissent* l'action des organes sains; qu'en outre, ils altèrent les tissus ainsi que la composition des liquides du corps humain; ils peuvent *diminuer, augmenter, régulariser, rétablir* l'action des organes malades et remettre les solides et les liquides dans leur état normal. Il suffit pour cela qu'ils agissent dans un sens contraire à celui de la cause morbifique. Le tartre stibié, le kermès, la digitale, en *diminuant* le nombre des pulsations du cœur dans un temps donné, secondent les antiphlogistiques pour amener la résolution de la pneumonie. Les frictions alcooliques sur l'épigastre, les sinapismes aux pieds, le vin et généralement les boissons excitantes, en stimulant le système nerveux et en *augmentant* l'activité de la circulation, conjurent les accidents causés par l'ingestion d'une trop haute dose de sulfate de quinine. La digitale, le laurier-cerise *régularisent* les mouvements du cœur et guérissent ainsi les malades tourmentés de palpitations nerveuses. La noix vomique, la strychnine, qui provoquent des contractions musculaires presque tétaniques, *rétablissent* dans certains cas les mouvements des muscles frappés de paralysie. Les émollients, les antiphlogistiques, les toniques, les astringents *font disparaître* des altérations de tissus résultant d'une inflammation aiguë ou chronique. Les ferrugineux *améliorent* la composition du sang des chloratiques. Il faut, d'ailleurs, pour que les substances médicamenteuses n'excitent pas de perturbation fâcheuse dans l'économie, à la suite des effets que nous venons d'énumérer, qu'elles soient administrées d'une manière convenable.

Notons bien que lorsque les médicaments procurent la guérison en agissant en sens contraire de la cause morbifique, ce résultat dépend de la tendance des organes à fonctionner d'une manière normale. Sans elle, en effet, on ne serait pas certain que les organes, après avoir été influencés par les médicaments, pendant un temps plus ou moins court, ne l'éloignassent pas de leur état normal au lieu d'y rentrer, dès qu'ils seraient abandonnés à eux-mêmes. Il pourrait arriver que la même substance, administrée à deux époques différentes, à la même personne, aux mêmes doses et dans les mêmes circonstances, semblât produire des effets diamétralement opposés, et la thérapeutique serait condamnée, dans l'emploi des médicaments, à des tâtonnements que l'on n'a pas heureusement à lui reprocher.

Les médicaments peuvent aussi amener la guérison, quoiqu'ils aient un mode d'action analogue à celui de la cause morbifique. Je vais citer quelques faits à l'appui de cette assertion. Un homme de quarante ans était réduit au dernier degré de consomption par une diarrhée fort ancienne, et avait employé, sans éprouver d'amélioration dans son état, les remèdes que lui avait conseillés le célèbre J. P. Frank. Il écouta les promesses d'un empirique qui lui fit prendre une poudre drastique. Une superpurgation des plus violentes fut le résultat de cette administration. Le malade fut près de mourir; mais son dévoiement cessa par cette crise, et bientôt la santé se rétablit franchement et entièrement. A cette occasion,

Frank se demande si les drastiques seraient capables de guérir quelquefois la diarrhée. Le docteur Sainte-Marie, après avoir cité ce fait, rapporte le suivant, qui s'est passé sous ses yeux. Un dessinateur de Lyon était consumé, depuis dix mois, par un cours de ventre, avec de légères coliques au moment des selles. Il prit un jour, à l'insu du docteur Sainte-Marie, une forte dose de l'élixir de de Leroy. Le malade vomit plusieurs fois et fut horriblement purgé pendant vingt-quatre heures. On crut qu'il allait mourir. Mais quand cette crise fut terminée la convalescence commença (1). Le sulfate de strychnine, qui produit dans les muscles des tressaillements et des contractions violentes, a été administrée avec succès par M. le professeur Trousseau contre la chorée, et il est digne de remarque que tant que l'on n'est pas parvenu à produire le spasme, les malades éprouvent bien peu d'amendement, mais que la guérison marche avec une grande rapidité dès que l'on est arrivé aux secousses et aux raideurs musculaires, à la torpeur (2). La jusquiame, la belladone, le datura stramonium, qui pervertissent l'action du cerveau et provoquent le délire, ont été employés avec avantage contre l'épilepsie et la manie. Les inflammations chroniques des fosses nasales, de la bouche, du pharynx, du vagin, du col de l'utérus, du canal

(1) Étienne Sainte-Marie, ouvrage cité, p. 82.

(2) *Union médicale*, du 28 juin 1849.

de l'urètre, de la vessie, ont été heureusement modifiées par la solution de nitrate d'argent. Il en est de même de certaines inflammations aiguës, telles que l'angine catarrhale, la blennorrhagie aiguë, l'ophthalmie blennorrhagique, etc. Des médicaments servent donc utilement à combattre des maladies qu'ils semblent devoir augmenter d'après ce que l'on connaît de leur action sur l'homme sain.

Il faut, dans le cas où les médicaments agissent d'une manière analogue à celle de la cause morbifique, qu'ils remplacent dans l'organisme vivant par leurs propres effets ceux qu'a produits cette cause. En outre, pour que la guérison ait lieu ainsi, plus vite que si elle s'opérait spontanément, une condition doit être nécessairement remplie : c'est que les organes puissent surmonter les obstacles opposés par les médicaments à leur marche normale, plus aisément que ceux qui étaient dûs à l'action de la cause morbifique.

Ainsi, d'après ce qui précède, *il y a des états contraires qui ne peuvent pas exister simultanément dans le même organe ou dans la même fonction*. Pour guérir certains états morbides, il suffit donc d'employer convenablement des moyens propres à amener l'état contraire.

Il est aussi *des états semblables qui ne peuvent pas co-exister dans le même organe ou dans la même fonction*. Il est donc possible de mettre fin à certains états morbides, en agissant comme si l'on voulait y substituer un état semblable.

Il convient de rappeler ici qu'il n'est pas nécessaire, pour qu'une maladie disparaisse, qu'elle soit remplacée par un état ou contraire ou semblable. En choisissant bien les médicaments et en les prescrivant à des doses convenables, on peut changer l'état morbide en un état simplement différent, ce qui conduit immédiatement ou médiatement au rétablissement de la santé.

En résumé, toutes les fois que la guérison peut être obtenue, les médicaments, pour amener ce résultat, expulsent, détruisent la cause morbifique, ou changent l'état des solides, des liquides ou des fonctions. En agissant ainsi, ils mettent l'économie dans un état qui est la santé ou une manière d'être qui la précède. Si cet état est la santé, l'économie y persévère en vertu de la tendance naturelle des organes. Dans le cas contraire, elle passe de l'état où les médicaments l'ont placée, à sa manière d'être ordinaire et normale, parce que l'action des médicaments administrés à des doses modérées tend constamment à s'évanouir, tandis que les organes animés par le principe de la vie font de continuels efforts pour fonctionner avec régularité.

CONCLUSION.

Rapprochons maintenant les faits capitaux précédemment établis, afin d'en déduire le principe, la règle thérapeutique qui en découle.

Les médicaments administrés à l'homme, à certaines doses, produisent toujours en lui un changement d'état, mais la durée de leur action est limitée.

Les organes, d'un autre côté, sous l'influence de la force vitale qui les fait agir, ont une tendance continuelle à l'accomplissement régulier de leurs fonctions.

Aussi, lorsqu'on emploie des substances médicamenteuses d'une manière convenable, leurs effets sur l'économie disparaissent constamment, après un temps plus ou moins long, soit en vertu de cette tendance des organes, soit parce que l'action des médicaments s'éteint d'elle-même.

Si ces substances sont bien choisies et convenablement administrées, elles expulsent, détruisent la cause morbifique ou remplacent chez l'homme malade les effets résultant de l'action de cette cause par des effets différents dûs à leur propre influence. Ceux-ci s'évanouissent ou spontanément ou par suite de la continuelle tendance des organes, et l'économie se trouve ainsi placée dans un état qui coïncide avec le soulagement ou la guérison, ou précède l'une ou l'autre, s'il est possible de l'obtenir.

Pour guérir ou pour soulager il faut, par conséquent, *prescrire, à des doses convenablement déterminées, des médicaments capables, soit d'expulser ou de détruire la cause morbifique, soit de faire disparaître ou de modifier les effets qui dérivent de son action, en y* SUBSTITUANT *leurs propres effets.*

La thérapeutique procède donc toujours par *substitution.*

REMARQUES.

Remarque I. — D'après le professeur Chomel, les bases de la thérapeutique « sont, d'une part, la connaissance approfondie de la marche et des *tendances* naturelles des maladies vers telle ou telle terminaison, et d'autre part, celle des moyens propres à combattre ou à favoriser ces tendances (1). »

La première de ces connaissances est fournie par une autre branche de la médecine, la pathologie, qui, en dévoilant au médecin toutes les particularités appréciables de l'état morbide, lui signale les indications à remplir pour le faire cesser.

La connaissance et l'emploi des moyens de guérison sont exclusivement du domaine de la thérapeutique, qui est la partie active, pratique de la médecine. Cet art repose entièrement sur ce fait général, que je me suis efforcé d'établir, savoir : *que les médicaments donnés à l'homme sain ou malade produisent toujours en lui, quand leurs effets sont appréciables, un changement d'état matériel ou fonctionnel.*

C'est uniquement en vertu de ce fait, c'est parce que les substances médicamenteuses sont douées d'une *puissance substitutive*, ou de propriétés physiques et chimiques capables de changer aussi l'état de l'organisme vivant, que le médecin peut imprimer à l'économie de nombreuses et profondes modifications, qu'il fait servir

(1) A. F. Chomel, ouvrage cité, p. 583.

au rétablissement de la santé. Privé de ce moyen d'influence, il se trouverait, en face de la maladie, impuissant et désarmé. Le but que se propose la médecine est clairement défini depuis des siècles : c'est la guérison. Le mode d'action des agents thérapeutiques dont elle dispose est aussi déterminé d'une manière précise : c'est la substitution.

Et que l'on ne dise pas, pour refuser à la médecine la confiance qu'elle mérite et lui contester sa valeur, que le médecin ignore comment s'exerce cette action médicamenteuse substitutive ; qu'il ne saisit pas le changement intérieur opéré dans l'organisme, à la faveur duquel les médicaments contribuent à faire cesser un état morbide.

La substitution est un fait démontré, qu'il faut bien admettre, quoiqu'on ne voie pas comment il se réalise.

Cette impossibilité de comprendre, dans ses détails intimes, la production des faits capitaux, se retrouve d'ailleurs dans des sciences auxquelles on ne conteste ni leur réalité, ni leur importance. L'astronome sait-il pourquoi les corps célestes s'attirent mutuellement? Non, sans doute. Il considère néanmoins comme incontestable ce fait, dont la cause, inconnue dans sa nature, est désignée par lui sous le nom d'attraction ; et c'est en partant de là qu'il rend raison des mouvements des corps célestes, et les soumet au calcul avec une admirable précision. Le chimiste ne sait pas pourquoi tel corps simple a plus d'affinité pour tel autre corps simple que pour un corps différent. C'est cependant en s'appuyant sur ce fait, que la chimie parvient à éclairer ses recherches relatives à la composition des corps, et qu'elle fait dans cette étude d'utiles et rapides progrès.

Que l'on ne dise pas non plus, pour la rabaisser, que la

thérapeutique, en admettant comme fondamental le principe de la substitution, n'arrivera pas *toujours*, dans le traitement des maladies, à des résultats parfaitement certains. Il serait injuste de demander à un art si compliqué, si difficile, en raison de son objet, une infaillibilité que nous n'exigeons pas des sciences d'observation et d'expérience. La chimie, par exemple, ne décompose pas sans tâtonnements, avec une rigueur mathématique, les corps soumis à son investigation, ainsi que le prouvent les diverses analyses du sang, de la bile, etc., qui ne sont pas identiques entre elles. Et cependant on l'apprécie, on la consulte sans défiance, et personne ne méconnaît ses services.

Basée sur le principe de la substitution, qui, conjointement avec la tendance continuelle des organes vers une marche régulière, suffit à expliquer tous les faits thérapeutiques, la médecine pratique peut donc réclamer la confiance au nom de son action manifeste, puissante, salutaire, susceptible d'être dirigée avec précision, et mérite d'être considérée comme un des arts les plus utiles à l'humanité.

Remarque II. — Les limites de la puissance de la médecine pratique sont nettement tracées.

Pour guérir ou pour soulager, avons-nous dit, il faut prescrire, à des doses convenablement déterminées, des médicaments capables, soit d'expulser ou de détruire la cause morbifique, soit de faire disparaître ou de modifier les effets qui dérivent de son action, en y substituant leurs propres effets. On doit comprendre parmi les effets qui dérivent de l'action de la cause morbifique, non-seulement ses effets immédiats, mais encore ceux qui résultent de la réaction, puisque celle-ci ne se développerait pas sans y être sollicitée par cette cause. Ceci étant admis, on en conclut légitimement que les médicaments guérissent seuls, quand ils procurent la guérison, en expulsant ou en détruisant la cause morbifique. Dans les autres cas, comme leur influence sur l'homme vivant est passagère, tandis que celle de la force vitale est permanente, ils ne peuvent provoquer la guérison, en vertu de leur puissance substitutive, ou de leurs propriétés physiques ou chimiques, que parce que les organes, animés par le principe de la vie, ont une tendance naturelle à fonctionner d'une manière normale. La guérison résulte alors du concours de l'influence des médicaments sur l'économie et de cette tendance; et la médecine se borne à favoriser le retour des organes à leur action régulière.

On aurait tort de penser que la médecine pratique, renfermée entre des limites en apparence si resserrées, est faiblement utile à l'homme. Des faits nombreux attestent l'importance des services qu'elle lui rend. Elle met fin à des états morbides qui ne disparaîtraient pas d'eux-mêmes, comme la gale, ou dont la guérison spontanée est fort rare, comme la teigne, la syphilis constitutionnelle. Elle abrège la durée de beaucoup de maladies, parmi lesquelles je citerai la fièvre intermittente, les maladies de la peau, les inflammations en général. Elle en combat avec succès qui, abandonnées à elles-mêmes, deviendraient fréquemment mortelles. De ce nombre sont la congestion cérébrale, la pneumonie. Souvent elle prévient des complications, porte remède à des accidents, régularise la marche de maladies dont elle ne peut arrêter le cours. C'est ainsi qu'elle agit dans la fièvre typhoïde. Elle suspend même pour un temps la manifestation d'états morbides incurables, tels que les lésions organiques du cœur, et rend de la sorte l'existence supportable aux malades. Dans tous les cas, où il est possible de guérir, elle hâte, au moyen d'un régime convenable, l'époque du retour à la santé.

Remarque III. — Le principe de la substitution dirige le médecin dans la pratique.

D'après l'énoncé de ce principe, le médecin doit avant tout, et là-dessus les avis ne sont point partagés, expulser ou anéantir, s'il le peut, la cause morbifique. Cela seul suffit souvent pour guérir.

Si cette cause n'existe plus, ou si elle ne peut être détruite, afin de guérir ou de soulager, il doit fixer son attention sur ce qu'il y a d'irrégulier, de dangereux dans l'état du malade, et rechercher quels sont les moyens les plus convenables à mettre en usage pour le faire disparaître ou le modifier. « S'il survient un vice quelque petit qu'il soit, a dit Hippocrate, le médecin doit alors faire ses efforts pour rétablir les choses dans leur premier état : tout dérangement est contre nature, lors même qu'il survient lentement (1). »

Conformément à ce précepte, le médecin doit tâcher de faire cesser tous les désordres matériels ou fonctionnels qu'il observe dans l'économie, soit qu'ils résultent directement de l'action de la cause morbifique, soit qu'ils puissent être attribués à la réaction. Il faut, toutefois, pour légitimer cette conduite, que l'expérience lui ait appris que ces désordres sont de nature à céder à l'action des médicaments, sans dommage ni danger pour le malade, et qu'ils dureraient plus long-temps, qu'ils pourraient même devenir plus graves, s'il en attendait la

(1) Hippocrate, ouvrage cité, t. I, p. 437.

guérison spontanée. Telles sont les considérations qui guident le médecin dans le traitement de la pleurésie, de la pneumonie, du rhumatisme.

Il doit, au contraire, respecter la marche de la maladie, s'il la voit tendre spontanément vers la guérison, ou s'il sait qu'il est impossible de l'enrayer. Son intervention se borne alors à la surveiller, pour lever, au besoin, les obstacles qui contrarieraient la tendance salutaire de l'économie, et à prescrire un régime convenable. Telle est sa tâche à l'égard de la rougeole, de la scarlatine, de la variole.

S'il veut essayer de guérir une affection connue, en employant contre elle un médicament inusité en pareil cas, il le choisit, selon l'indication à remplir, parmi les substances qui agissent directement ou indirectement sur les tissus ou sur les fonctions des organes dont l'état normal est troublé. Il se conduit de même en présence d'une maladie nouvelle, et il est sûr de procurer ainsi à ceux qui en sont atteints toutes les chances possibles de guérison.

Remarque IV. — Si l'on reconnaît à la médecine pratique une base solide, un principe fixe, à l'abri de toute contestation, et que l'on se fasse une juste idée de l'influence de la thérapeutique sur le retour à l'état de santé, les relations des médecins avec les malades peuvent être fécondes en heureux résultats.

Il y a deux conditions indispensables aux succès thérapeutiques d'un médecin, outre le savoir. Ce sont : une confiance entière, de sa part, dans l'efficacité des agents dont il dispose, et une docilité sans bornes de la part du malade, à l'égard de celui qui s'efforce de le guérir. Ces conditions peuvent être remplies dès que l'on a posé le principe fondamental de la médecine pratique, et déterminé les limites de la puissance de cet art. Le médecin, profondément convaincu de la possibilité d'obtenir en thérapeutique des résultats positifs et précis, a nécessairement foi dans l'art qu'il exerce, et se trouve ainsi, dans certaines circonstances difficiles, à l'abri d'un découragement dangereux. En démontrant la réalité de l'action substitutive des médicaments et de la tendance naturelle des organes vers une marche normale, il peut faire comprendre au malade qu'il a le pouvoir de lui aider à recouvrer la santé. Le malade est à même alors d'accorder sciemment sa confiance au médecin qui le soigne, et de recueillir, le plus promptement possible, en se conformant scrupuleusement aux prescriptions qui lui sont faites, les avantages d'un traitement bien institué.

Les médecins inspireraient, d'ailleurs, plus aisément la confiance aux malades, si seulement on les voyait tous se grouper autour d'une même doctrine, placée au-dessus de toute discussion. Ils différeraient, sans doute, entre eux, par leur valeur individuelle, mais, quelle qu'elle fût, ils ajouteraient toujours à leur autorité personnelle l'autorité, plus imposante encore, qu'ils puiseraient dans leur consentement unanime, pour ce qui touche au fondement de l'art de guérir.

Remarque V. — Les faux systèmes de médecine n'étant basés que sur des erreurs, ou prenant une partie de la vérité pour la vérité tout entière, torturent les faits dont ils ne peuvent rendre compte, ou les rejettent s'il est possible de les contester. La doctrine de la substitution étant rigoureusement déduite des faits, en l'absence de toute idée préconçue, permet d'admettre tous les faits thérapeutiques quelle qu'en soit l'origine, et les explique sans les violenter, à l'aide du fait général sur lequel elle repose; circonstance heureuse qui la justifie, en lui servant de vérification. Elle n'impose l'obligation ni de renoncer à une méthode de traitement sanctionnée par l'expérience, ni d'adopter une thérapeutique nouvelle ou systématique. En l'acceptant comme vraie, on se borne à reconnaître que toutes les fois que la guérison d'une maladie quelconque a été obtenue par une médication rationnelle ou empirique, elle l'a été en vertu d'une substitution; et l'on professe qu'il n'est possible d'agir en thérapeutique que par substitution.

Remarque VI. — Le fait qui a donné naissance à la doctrine de la substitution n'est pas nouvellement constaté. Hippocrate n'ignorait pas, en effet, nous l'avons vu, que l'on guérit quelquefois par les semblables; et Paracelse proclamait, il y a près de quatre cents ans, que le principe *similia similibus curantur* conduisait aux applications les plus fécondes (1).

MM. les professeurs Trousseau et Bouchardat ont considéré certains médicaments comme agissant par substitution, et chacun d'eux a consacré quelques pages de son Traité de thérapeutique à la médication substitutive.

Beaucoup d'autres pathologistes ont aussi parlé de substitution.

Rasori et toute l'école contro-stimuliste, en ne reconnaissant que des maladies asthéniques qui doivent être, d'après eux, combattues par des stimulants, et des maladies hypersthéniques auxquelles il faut opposer des contro-stimulants, ont implicitement admis la substitution par les contraires, tandis qu'Hahnemann a soutenu, dans tous les cas, la substitution par les semblables.

(1) *Nouveau formulaire magistr.*, par A. Bouchardat, 8me édit., p. 383.

Jusqu'ici, néanmoins, la doctrine de la substitution n'a été considérée, par la plupart des médecins, que comme propre à expliquer certains faits particuliers. On a désigné par le mot de substitution le remplacement d'une maladie chronique ou incurable spontanément, par une maladie curable.

La doctrine de la substitution n'a jamais été généralisée de manière à embrasser tous les cas.

On n'a pas admis que tous les médicaments, sans exception, agissent par substitution, soit qu'ils semblent se conformer à l'axiome *contraria contrariis curantur* ou se plier au principe *similia similibus curantur*, point de départ, d'après M. le professeur Bouchardat, des plus belles découvertes de Paracelse (1).

On n'a pas invoqué, pour rendre raison de la guérison, la tendance constante des organes à fonctionner d'une manière normale.

C'est cependant en vertu de l'existence de ces deux faits, et seulement à cause d'elle, que l'on peut utilement employer l'action des médicaments, et interpréter tous les faits thérapeutiques.

(1) M. A. Bouchardat, ouvrage cité, pag. 383.

FIN.

TABLE DES MATIÈRES.

FIN DE LA TABLE.

www.ingramcontent.com/pod-product-compliance
Ingram Content Group UK Ltd.
Pitfield, Milton Keynes, MK11 3LW, UK
UKHW020312220726
13923UKWH00003B/1102

9 782019 235871